# 人生が好転するファスティング

自分史上最高のあなたに変わる
現代断食

島田旬志 著

セルバ出版

# はじめに

## 「ずっと健康ずっとキレイ」のために

健康で美しく生きたい。笑顔あふれる、幸せな気分で過ごしたい。

いくつになっても、輝いた生活を送りたい。

誰もが願っていることです。

ただ、これを実現できている日本人は、今、どのくらいいるのでしょうか？

今や、２人に１人は癌にかかり、糖尿病は30年前より３００万人増え１０００万人もいる時代になり、他の疾病もまた、軒並み罹患率が上がっているのが現状です。

医療技術は、日進月歩の発展を続けているにもかかわらず、病気になる人が減るどころか増える一方で、６割以上の人が生活習慣病で亡くなっているという現状です。原因の多くを占めているのが「食習慣」と言われています。

「体によいと思って食べているもの」や「健康に関するたくさんの情報」は、果して健康や美容のためになっているのでしょうか？

私のところには、比較的意識の高い人が多くいらっしゃいますが、そのような人たちでも、間違った知識で、体によくないことを実践しているケースがとても多く、不調を訴えているのです。

具体的なことは本書の中で詳しく説明しますが、せっかく体のためにと考えて実践していることが、逆によくないことに繋がってしまっているのは非常に残念なことです。

戦後の貧しかった時代は、とにかく栄養ある食べ物を多く摂ることが健康への近道でした。どの栄養がどれくらい必要で、何カロリー何品目摂りましょうという「足し算」の栄養学です。

しかし、現代においては、食べ過ぎ、溜め込み過ぎが様々な病気の引き金になっています。そのために、生活習慣病やメタボになる人も多く、知らないうちに体内に溜め込んでしまっているともいわれている残留農薬や食品添加物などの摂取も軽視できないことから、定期的なデトックス、いわゆる「引き算」をする必要があります。それが、「引き算の健康法」とも言われる、ファスティングなのです。

## 「ファスティングは体の中の100人の名医を目覚めさせる」

医学の父、ヒポクラテスが名言として残しているように、一定期間食べることを休む「ファスティング」をすることで、内臓を休ませ、そして100人の名医が普段滞っていた細胞の修復作業に専念し、身体をリセットしてくれます。

この100人の名医とは、様々な「生命力を司る遺伝子」のことです。この地球上に人類の祖先が出現してから3万年の歴史を辿ったとき、ずっと飢えと寒さとの戦いでした。人間の体は、飢餓状態と寒さの中で生き残るための名医（遺伝子）をつくってきたのです。すべての野生動物は、病気や怪我をすると食欲がなくなり、自然にファスティングをすることで回復しています。このことが、本能的にプログラミングされているのです。

しかし、現代人においては、普段の食べ過ぎ、病気になったら薬や病院に頼るという2つの理由で、この機能が使われずにいる人がほとんどで、忘れ去られています。その力をきちんと使えずにいるだけなのです。この本来持っている機能を取り戻すためのファスティングでもあります。

ファスティングは、直訳すると断食ですが、その素晴らしい効果に加え、新しい時代の栄養学要素も併せ持つ「分子整合栄養医学」をベースとしたファスティングを私は伝えています。

本書では、これを簡略化して「分子栄養ファスティング」と呼ぶことにします。このファスティングの基盤は、杏林予防医学研究所の山田豊文所長が1990年の初め頃に開発した方法で、山田所長は、その当時から今現在でも、スポーツ選手、芸能人といった多くの著名人に指導アドバイスをされています。

## 「私たちは食べたものでできている」

この言葉は、分子整合栄養医学を提唱したライナス・ポーリング博士の考え方で、食事の質と量が健康・美容においても最も重要であることを一言で表現しています。

日本人の長寿を支えてきた大きな要因と考えられる和食は、世界文化遺産に登録されました。分子栄養ファスティングでの「食の考え方」は、「日本の伝統的な食文化を中心に、健康な体を取り戻す」

ということにあります。

「断食」というと、「お腹が空きすぎて私にはどうかな…」などと感じる方もいらっしゃるかもしれませんが、分子栄養ファスティングでは、「ファスティング専用ドリンク」を使用して行いますので、空腹感に悩まされる心配はありません。デトックスに必要な成分を第一に、体にとって必要な栄養素も同時にファスティングドリンクが補ってくれます。

また、分子栄養ファスティングは、自宅でできる方法なので、ライフスタイルを変えることなく、忙しい方でも可能です。

**最短3日間！　一気に体内を浄化していくファスティング**

ファスティングは、短期集中、最短3日間で一気にデトックスをしていきます。この短期集中で「一気に」やるというのがポイントになってきます。

例えば、汚い水の入ったコップにきれいな水を注いでも、コップの中はいつまでも濁ったままであるように、体の中に毒素が溜まった状態でいくら体によいとされる食べものを摂っていても、濁りが少し薄まるくらいで意味がありません。

まずは、汚い水を1回捨て去り、それからキレイな水を入れるようにするほうが効率もよいのです。体も同じで、1度毒素を出し、リセットすることが必要なのです。3日間やるだけでも、驚きの体感が得られたりします。

## ファスティングは最強のリバースエイジング

分子栄養ファスティングを実践することで、最強のリバースエイジングへの近道になります。若さを保つのはアンチエイジング、実際の年齢よりも若い体や肌であることを目指すことが若返り、リバースエイジングです。

山田豊文所長からは、「ファスティングは体内年齢を20歳は若返らすことができる」と聞いていました。私がこれを実感したのは45歳のとき。ファスティング後に体内年齢検査をしたところ、25歳という結果が出たときは、本当に驚きました。

分子整合栄養医学と何千年もの歴史を持つファスティング。この2つの視点から、あなたの体を細胞レベルで改善して、「ずっと健康、ずっとキレイ」であるために必要なことをお伝えしていきます。

・「肌が綺麗になったら、健康や美への好奇心が途切れなくなりました」
・「数々のアレルギーが消えたら、家族との時間を大切に過ごせるようになっていました」
・「心のデトックスで、笑顔と素直さが増し、妻とも、よりよい関係になりました」
・「自分に自信が持て、おしゃれを楽しむ自分に変わっていました」
・「何をしても言い訳ばかりでやらなかった自分が、いろいろ挑戦する自分になりました」

このような、「ファスティングと食で変わった」という報告を多くいただきます。ファスティングが目的ではなく、ファスティングでどうなりたいのか、どうなったのかを私は大切にしています。

あなたの体は、食べたものでできています。
食事とファスティングは、あなたを裏切りません。
ファスティングをすれば、細胞が変わります。
食べるものを変えれば、体は変わります。
そして、生き方も変わります。
自分のこと、ますます好きになると思います。
より自分を大切にすることができるようになると思います。
両親からいただいた奇跡的な命。
たった1度のこの人生を、最高に生きるためにも。
本書が、そのきっかけになれば嬉しいです。

2020年2月

島田　旬志

人生が好転するファスティング―自分史上最高のあなたに変わる現代断食　目次

## 第2章　体験談からわかる人生を好転させたファスティング



## 第3章　私たちは食べたもので体ができている

## 第4章　ファスティングを始める前に知っておきたいこと

## 第5章 「ファスティングで健康」の第1歩を踏み出すために

## 第6章　リバウンド知らず、ずっと健康ずっと綺麗のライフスタイル



## 第7章　ファスティングについて知っておきたいQ&A

# 第1章

# ファスティングが本当に必要な時代に入ってきた

# 1　人生が好転するファスティングの効果

## 断食はメスを使わない手術

「断食はメスを使わない手術である」という諺がフランスにはあります。「断食で治らない病気は医者でも治せない」という諺があるのはドイツです。

ドイツでは、実に国民の約2割がファスティングを経験しており、療法として認知されています。ベルリンにある欧州最大の公立病院は、ファスティング療法の専門のフロアを設けて既に約20年経ちます。

ロシアでもファスティングが医療の一部として国の保険も適用されています。1万人以上のデータを保有しているクリニックでは、糖尿病、喘息、高血圧、リュウマチ、アレルギー疾患のあった3分の2の患者から症状が消えた記録があります。

わが国日本でも、医療手段としてファスティングが行われたことがありました。1968年に起きた「カネミ油症事件」に伴うものでした。

食用油に混入したPCBからダイオキシンが発生し、肌の異常や肝機能障害を起こした事件として有名で、1万人以上の人々が被害を受けました。ファスティング療法でPCBの排出が促され、約9割の患者の症状が軽減したと報告されています。

### 動物の本能を活用したのがファスティング

野生の動物たちがケガをしたとき、彼らは何も食べず、巣穴の中に身を潜め、静かに回復を待ちます。本能により、それが病気とケガを治す最善の方法であることを知っているのです。なぜ、食べないことで体の悩みが改善していくのでしょうか。

太古の昔から、動物にとって最も恐ろしい敵は、外敵より「飢餓」でした。そのため、人間を含むあらゆる動物は、進化の過程で飢餓状態に適応するための仕組みを遺伝子レベルでつくってきたと考えられています。これを、意図的に飢餓状態を再現、この仕組みの有効活用がファスティングで、実に理にかなった科学的なものなのです。

### 科学的に立証されたファスティング

科学的といえば、２０１６年に大隅良典栄誉教授が、「オートファジーの仕組み」の解明でノーベル生理学・医学賞を受賞されたことです。これは、私たちが唱えてきたファスティングの重要性が、細胞、分子レベルで科学的に立証されたと言っても決して過言ではありません。

日本では、〝自食作用〟と言われています。簡単にいえば、自分自身の細胞をリサイクルしているということです。人は、日々、新しい細胞をくっているのですが、その過程で必要でないものも出てきます。その不要なものを細胞自身が食べて、必要なもの（タンパク質）に変えてくれているという働きです。

これら「オートファジー」は、食べないことにより活性化されるのです。

## 現代の断食はファスティングの効果と栄養補給

私が行っている「分子栄養ファスティング」は、固形物を口にしないことで内臓の働きを軽減し、消化に負担がかからないドリンクで栄養を十分に補給することで代謝酵素が体の組織を修復し、余分な脂肪の燃焼が進み、有害物質の排泄も円滑に行うことができるというものです。

ファスティングは、テレビや雑誌などでもよく取り上げられていますが、いずれもダイエット効果ばかりに注目したものです。適正な体重になるのはオマケのようなもので、現代人にとっては定期的なファスティングによる体の「デトックス」と「リセット」が非常に大きな意味を持っています。

## ファスティングの期待できる効果

ファスティングの期待できる効果としては、次の5つがあげられます。

① デトックス
② 内臓機能の改善
③ 脂肪燃焼
④ 脳力と五感の活性化
⑤ 食習慣が変わる

それぞれについて、少し詳しく紹介しましょう。

**① デトックス**

体内に蓄積している不要なものを除去。有害物質の排出、活性酸素の除去、宿便を排泄します。

**② 内臓機能の改善**

内臓を休息してリセットすることで、内臓機能の回復に繋がっていきます。具体的には、腸内環境の改善、免疫力が向上する（腸管免疫の活性化）、肌が綺麗になる、便秘や下痢の改善、腸内フローラが整う、大腸が綺麗になる、血流改善、むくみ解消、血液の質が向上する、高血圧、肩こり、腰痛、花粉症・アトピーの改善、喘息の改善、偏頭痛の改善、貧血の改善、逆流性食道炎、自律神経が整うなどです。

この「自律神経が整う」ことにより、次のような効果が得られます。

腸では、副交感神経を優位にさせるセロトニンがつくられています。腸内環境を整え、セロトニンの生成を促すことで自律神経を整えることができます。

腸は、「第二の脳」と呼ばれるほど脳と密接にかかわっています。例えば、脳がストレスを感じると胃腸に影響が出てきます。そして、腸が不調になり、脳に影響を与えるストレスホルモンをつくり出し、さらなる心と体の不調をつくり出すのです。この関係を「脳腸相関」といいます。

また、自律神経で唯一の調整役を担っているセロトニンは、脳では５％程度しかつくられず、腸で約95％がつくられているのです。

自律神経が整うことで、ストレスに強くなる、冷え性・慢性疲労・ＰＭＳ改善、寝つきがよくなる、質のよい睡眠、生理不順の解消などに繋がります。

### ③　脂肪燃焼

デトックスがしっかりできていることで、脂肪の燃焼に繋がっていきます。ダイエット、メタボ解消、細胞便秘解消、生活習慣病予防の効果もあります。

### ④　脳力と五感の活性化

ファスティングのデトックスが進み、３日目くらいから、体内にケトン体が増え、α波も増えます。脳がスッキリ、脳の働きがよくなる、精神的にリフレッシュできる、集中力が増す、発想力が増す、動体視力がアップする、味覚が正常になるなどの効果が見られます。

### ⑤　食習慣が変わる

体がリセットされることで、自然な食べ物がより美味しく感じるようになり、化学調味料や食品添加物が使われている加工食品などは塩辛かったり、後味が悪かったりと感じるようになる人がほとんどです。

ただし、１度きりファスティングをやっただけでは食習慣は変わりませんし、ダイエットと変わりません。

ファスティングの複数の経験と、さらに「食知識」もプラスすることで、食選力が有意識から無意識化され、食習慣・生活習慣が変わっていき、人生も好転していきます。

# 2　お腹のグーが、最高の「薬」に変わっていく

## お腹がグー

「グ～」（お腹が鳴った。恥ずかしい～聞こえちゃった?）。最近、お腹がグーと鳴ることはありましたか？　これは、モチリンというホルモンの作用です。胃を収縮させ、胃から食べ物を小腸へ移動させようとするときに鳴ります。それと同時に、若返りホルモンと呼ばれる「グレリン」がしっかりと分泌されているという証拠。

グレリンが分泌されれば、全身の臓器のミトコンドリアが元気づけられます。グレリンは、空腹のときにしか分泌されません。この「グ～」から私たちの体内でいろいろな天然の「薬」がつくり出されていくのです。

以前、私は、鳴ったことがなく、３食きっちり食べていたというのはもちろんですが、絶えず口の中に食べ物がないと落ち着かない状態だったのです。それも複数回のファスティングにより、このグ～が鳴る空腹が次第に心地よくなっていきました。

## 「サーチュイン遺伝子」が遺伝子の修復を始める

「グ～」から今度は、長寿遺伝子とも呼ばれる「サーチュイン遺伝子」が起動していきます。こ

の遺伝子は、体内の遺伝子をスキャンして、傷ついているところをどんどん修復し始めるのです。

免疫細胞を活性化させたり、血管の老化を抑えたりもしてくれる機能は、食を断ってから約12～16時間後に起動すると言われていて、誰にでも備わっている機能なのです。


**奇跡のホルモン「アディポネクチン」が血管の大掃除**

そして、運動してもなかなか燃えない内臓脂肪が燃え始めるのがファスティングの特徴で、しかも、脂肪細胞から奇跡のホルモンとも呼ばれる「アディポネクチン」が分泌され、体中の血管を大掃除してくれます。

この血管の大掃除が約3日間かかると言われているため、本格的なファスティングは最低でも3日間を要します。その脂肪燃焼によって、脂肪細胞内の（ウイルス・病原菌、糖尿病、高血圧、血栓などの原因となるもの）が、尿や便として排出されます。

**「ケトン体」で頭が冴え、集中力が増す**

ファスティングで、3日目くらいから体内で生成された化学物質「ケトン体」によって、脳がスッキリして爽快感を感じ始めます。

その間でも、細胞内の有害重金属などが血液中から尿や便などで排泄され、体内がますます美しくなっていきます。細胞修復も体内では頻繁に行われていき、肺細胞も修復を施され、酸素を体内にしっかり供給することもでき、より細胞が活性化していきます。

### 腸内環境のリセット、免疫力のアップ

ファスティングでは、善玉菌優位な環境に変えていき、解毒を担当する肝臓は、私たちが取り込んだ有害物質を無害化する働きをします。

通常、解毒しきれなかったものは血液中に戻してしまい、それがまた肝臓に戻ってくる「腸肝循環」サイクルで身体中を巡っていますが、ファスティングはこの悪循環を断ち切り、よい循環にしていきます。そして、腸内細菌叢バランスもよくなることにより、全身の７割集まっているといわれている腸内環境の免疫力は飛躍的に上がります。

### 人は誰でも「１００人の名医」が備わっている

体に対して、「食べ物がない」という危機的状況を知らせることで、生き延びるための仕組みが起動します。これは、人類の歴史の中では飢える時代が長かったために備わった仕組みともいわれています。

みんな、本当は体の中にこのような「１００人の名医」が備わっていて、それが使われずに眠っているのです。そのきっかけをつくる、体を変えるのがファスティングで、眠っているスイッチをオンにするのです。

## 3　食べ過ぎが現代人の病気をつくっている

### 腹八分目

昔から、日本には「腹八分に病なし、腹十二分に医者足らず」という諺があります。「人間は食べる量の4分の1で生き、4分の3は医者のために食べている」という古代エジプトの言葉もあります。「食べ過ぎるからこそ病気になり、医者が必要である」ということが、昔から知られていたのです。

これだけ医療が発達して、医師が増えても病気が減らない。日本は今、このような状態にあります。現代人の食べ過ぎが元で病気になり、「クスリ」で治療をしているような循環の中にあるのです。

### 食べ過ぎは免疫力の低下につながる

食べ過ぎて満腹になると、血液中の栄養が多くなり、それを食べた白血球も満腹になり、そのときにバイ菌やアレルゲン、有害物質が入ってきても、白血球は食べなくなってしまっています。したがって、お腹がいっぱいのときには、腸に負担がかかり、体中の免疫細胞のおよそ7割あるといわれている免疫力も落ちるわけです。

さらに、血液をきれいにする臓器、ろ過機能でもある腎臓では、食べ過ぎによって完全なろ過ができず、それが不調、病気の原因になっています。

### 腎臓での血液のろ過が追いつかない

腎臓では、老廃物などを含む血液がろ過されて、綺麗な血液に生まれ変わります。そのとき、不要なものとして体外に排出されるのが尿です。ところが、血液をろ過して尿がつくられる際、実は同時に、血液の成分調整が行われています。

腎臓の本当の役割は、尿をつくることではなく、血液の成分を厳密に適正に維持する「血液の管理者」です。この血液の管理者である腎臓は、尿のもととなる原尿を血液からつくり出しているわけですが、原尿の中には、糖分・塩分・カルシウム・カリウム・マグネシウムなど、体に必要な成分も多く含まれていますが、老廃物など不要なものまで含まれています。これらを、体に必要な分だけ再び血液に戻す再吸収をしています。

腎臓が1日につくる原尿の量は約180リットルですが、そのうちのおよそ99%が再吸収され、血液に戻されます。

血液は、体内におよそ4～5リットルほどしかありませんから、1日のうちに何度も何度も血液のろ過を繰り返していることがわかります。腎臓は、非常に働き者の臓器なのです。

では、1日のうちに何度も何度も血液のろ過をしてくれているのに、なぜ綺麗になっていないのでしょう。

## 食べ過ぎは血液に負担がかかる

それは、部屋を一所懸命に掃除しているのに、次から次へと荷物を、余分なものを運んでくるのと同じです。掃除をしてもいっこうに綺麗になりません。荷物の頻繁な出入れで埃もたつ、空気も悪くなります。そして、掃除をしている側もくたびれて動きが悪くなってきます。金魚が入った水槽に餌を大量に入れてみたときと似た状況です。水質が悪くなり、金魚は死んでしまったりします。

それと同じで、次から次へと食べ物が入ってくると、腎臓は処理しきれずに、再吸収され、よどんだ血液が血液ドロドロ状態になって、ぐるぐる体内で回っている状態になっています。その状態で白血球も頑張ってくれますが、やはり食べ物が次から次へと入ってきて、処理しきれません。

血液の状態が悪くなっているので、免疫力が下がるために不調気味になり、老廃物が回収されずに溜まるのでだるく、熱が足りないために冷える、水分バランスが悪くなるためにむくむ、酸素が届かずにカロリーが燃やせないために太るという様々なトラブルに繋がってしまいます。

それらがさらに進んでいくと、血管や心臓に負担がかかり、心筋梗塞や脳梗塞などに…。「食べ過ぎは万病のもと」という、食べ過ぎは腸にも腎臓にも負担がかかり、血液に負担がかかっているということです。

腹八分目は病なしですが、長寿遺伝子を発見したレオナルド・ガンテ教授は、腹七分目、腹六分目のときが最も活発、本当に健康長寿をもたらすのは「腹七分目」であると説いています。

まずは、少しずつ、少食の心地よさに慣れていき、その後にファスティングをして腸内環境が綺麗になることで免疫力も向上し、不調も改善していきます。

　味覚もリセットされることにより、美味しく感じていた化学調味料の多い食べ物などは好まなくなり、毒を溜め込まない食習慣になっていきます。そうなることで、食べ過ぎも次第になくなり、不調から遠のいていくということなのです。

## 4　その不調、現代人に多い「隠れ栄養失調」かも⁉

### 今の時代に「栄養失調？」

　食べ過ぎてメタボが気になるような今の時代に「栄養失調？」と思うかもしれません。でも、最近、集中力がない、寝つきが悪い、貧血気味、むくみが気になる、風邪をひきやすい、体が重くて疲れやすい、頭がボーッとすることが多いなど、このような体調になっていたら、ひょっとするとその「隠れ栄養失調」に近いかもしれません。

　貧血やむくみ、疲れやすいなどの体調不良があり、毎日しっかり食べているのに、診察の結果は「栄養失調」とお医者さんから言われた！　という報告を直接お客さまから受けたこともあります。そんな事態に陥っている人が実際に最近増えています。

　新型栄養失調とも呼ばれる、隠れ栄養失調の要因は、消化・吸収がうまくできていなかったり、食事によるカロリーは必要以上に摂り過ぎていて、タンパク質やビタミン、ミネラル、食物繊維など特定の栄養素が不足している状況にあったりと、こうしたことがすべて栄養失調に繋がっていきます。

## 隠れ栄養失調と加工食品の関係性

また、この隠れ栄養失調の要因の1つにもなっているのが、食品添加物です。多くの加工食品に使われている「リン酸塩」というものがそれです。この添加物を体内に大量に取り込んでしまうと、体に大切なミネラルの吸収を阻害してしまい、免疫力が低くなり、様々な生活習慣病を引き起こす原因とも言われています。

やっかいなのは、表示義務がない添加物であることです。なぜリン酸塩を使用するかというと、素材自体の水分を保つことができ、弾力性が増し、美味しそうな色になり、食感もよくなるためという、製造側からすると便利な添加物だからです。

ハムやソーセージなどの肉の加工品への使用が特に知られており、それらの食品には他の添加物も多く含有しているので、加工品ではなく、できるだけ自然な飼育環境で育てられた家畜の肉そのものを食べることをおすすめしています。

## 不足しがちな栄養素

女性の食生活で、「○○だけ」「○○抜き」とかの食事制限やダイエットのために、1日通してスムージーや野菜サラダのみという方が多く見られます。一見、健康的に見える食事であっても、偏食になっていれば、新型栄養失調やその予備軍になってしまいます。スイーツ好きの女性は、糖質や脂質の多いものに偏ってしまいます。

不足しがちな栄養素としては、タンパク質とミネラルになります。男性は、どうしても忙しい仕事の合間にコンビニのおにぎり、単品の丼物、ファストフードなど、手軽に摂れる食事に偏りがちになり、野菜不足でビタミン・ミネラルが不足しがちになります。

## バランスよく食べるにはどうしたらいいか

おすすめしているのは、「まごわやさしい」食事を意識することです。「まごわやさしい」とは、食養生の1つの考え方で、日本には昔からあるお馴染みの食材ばかりです。

簡単に説明すると、ま＝豆類、ご＝種実類、わ＝海藻類、や＝野菜、さ＝魚介類、し＝きのこ類、い＝いも類を意識して1日のうちに食べることです。

この「まごわやさしい」を比較的摂りやすいのは、いろいろ入れることができる味噌汁です。日本人には馴染みの味噌汁ですが、近年、習慣として食べる人が減ってきています。毎日摂ることで、不足しがちなミネラルの補給もできます。鍋物もいいですね。

基本的に洋食よりは和食です。外食の多い方は、丼物よりも和定食を選ぶことをおすすめしています。

## 5 「太っている」は解消したい！　脂肪に毒は溜まりやすい

### 隠れ肥満

肥満の人は、心臓疾患や2型糖尿病など多くの病気にかかりやすいというのは知られてきています。しかし、スリムな体形なら慢性疾患の心配がないというわけではありません。最近の研究で、「隠れ肥満」にも、普通の肥満と同じような問題が起こり得ることがわかってきました。見た目が普通の体型でも、お腹ポッコリというような人です。

その肥満と言われているパーツは脂肪組織ですが、現代の毒の特徴はこの脂肪に溜まりやすく「脂溶性毒」といわれています。食品添加物や農薬、薬、環境ホルモン、トランス脂肪酸など、現代特有の毒の多くは石油製品であり、油に溶けるのです。

### この脂溶性毒はどこに溜まるのか

体内の脂肪に溶け込んで溜まっていき、すぐに影響は出ません。ここがいちばんのポイントです。

水溶性（生物毒）の毒は、どちらかというと急性毒性を発揮しますので、悪くなるときは急速に悪くなりますが、それを乗り切れば影響は残りません。もう1度言いますが、脂溶性毒はすぐには影響は与えません。体に入ると、血中に出入りしながら全身を巡り、じわじわ体を蝕んでいくのです。

### 脂肪はどこにあるのか

皮下脂肪、内臓脂肪、もっと細かくいうと細胞そのもの、細胞膜も脂肪でできています。脂溶性毒の特に注意すべき点は、脳まで侵してしまうことです。

脳のほとんどは、リン脂質という脂肪でできているので、脂溶性毒の影響を直接的に受けてしまうのです。また、神経系にも脂溶性毒は入り込んで溜まっていきます。ある一定量まで蓄積されたときや、免疫力が低くなっているときに影響が出てきます。

脂肪に溜まった毒の解毒は、脂肪を入れ替えるしかありません。人間の体は、水と脂肪でできており、相互作用があるため、有害金属など血液に溶ける毒の解毒にも脂肪の入替えは有効です。健康になるには、体によいものを入れることですが、まず溜めこんだ毒を抜くことが先決です。

農薬も食品添加物も薬も、すべて出し方は一緒で、ファスティングが有効です。まず毒を抜いて、それから体によいものを入れていく。脂肪の入替えのためにも、オメガ３脂肪酸、亜麻仁油などを摂っていく。そうすれば、散々毒された体の中も、みるみる綺麗になっていきます。

## 6　毒を入れっぱなし！　だから不調になる。まずは出す！

### 生活習慣を改善すればがんを予防できる

「毒を入れっぱなし!?」――驚くかもしれませんが、不調の原因と言っても過言ではないのです。

日本は、戦後の高度経済成長、都市化、工業化、農業の近代化によって大きな変貌を遂げました。主なエネルギー源は石油となり、世界的な工業国へと成長していきました。人々の生活は豊かさを求め、テレビ・冷蔵庫・洗濯機の家電製品の三種の神器が各家庭へ急速に普及しました。その一方で、工場からの排煙や廃水、家庭廃水、資源の採掘、除草や害虫駆除のためにも農薬を使った効率化の農業に変わるとともに、土壌や水質なども変わっていき、山や河川とともに、その先の海では魚にも食物連鎖の影響で重金属が溜まるほどになってしまいました。農薬もしくは農作物にカドミウム、ヒ素、鉛などの有害重金属も入りこんでいることがわかってきました。

人によっては、肌荒れや不調になったりもしている石鹸、シャンプー、洗剤などのパーソナルケア製品や化粧品、抗菌グッズまで流行り、綺麗にするものも充実し、日本人のきれい好きは外国を驚かすほどにもなっています。

食生活も変化していきました。肉類・乳製品・油脂類は3～4倍と、戦後と比べて現在は増加しています。逆に、米や野菜を食べる量は半減。食の欧米化に伴い、白米からパン（輸入小麦）に変わり、パスタ、ハンバーガー、ラーメン、ピザや、精製糖を使ったドーナツ、ケーキなど、高カロリーかつ高脂肪の食生活で今まで食べてこなかった食材も楽しめるようになりました。

食品添加物のおかげで、私たちは便利さと安さという大きなメリットも手にしました。加工食品、インスタント食品、レトルト食品、冷凍食品などの発達があったからこそ、いつでもどこでも食べられるようになりました。

外食も、ファストフード、ファミリーレストラン、コンビニが近くにあり、気軽な洋食ができたり、時間に関係なく買い物ができるようになりました。

また、食料自給率の低下とともに、１９７０年代後半からは、４割以上の農産物を海外から輸入するようになっていきました。輸入食品への食品添加物として認可のポストハーベスト農薬もあって、かびず、虫に食われず、果物や小麦をはじめ、海外からの多くの農産物を食べることができるようになりました。

こうして、戦後から今現在までは高度経済成長とともに、便利で快適な生活に移り変わってきましたが、生活の変化とともに、変わってきたものがあります。日本人の死因です。

戦前の死亡原因は、肺炎や胃腸炎、気管支炎といった感染症でした。１９３０年代から戦後しばらくは結核が死因第1位でした。戦後、悪性新生物、心疾患、脳血管疾患が３大死因といわれる時代が続いていきます（厚生労働省「人口動態統計」調べ）。戦前の死因は感染症だったのが、生活が豊かになった現代では、代謝や血液の働きが「正常でない」ことによって起こる病気です。

英国の疫学研究者、リチャード・ドール博士が、アメリカの国立衛生研究所の依頼により、１９８１年に発表したものによると、癌（悪性新生物）の発生要因の3・5割は食生活、3割が喫煙としています。その後、米ハーバード大学のがん予防センターが発表した推計でも、成人期の食事や肥満が3割、喫煙は3割とほぼ同様の結果となっています。つまり生活習慣を改善すれば多くのがんやがん死を予防できる可能性が高いのです。

心疾患、脳血管疾患にも同じことが言えるかと思います。「2人に1人は癌にかかり、3人に1人は癌で亡くなる時代」と厚生労働省でも発表しています。

**年々増え続ける様々な疾患**

最近の調査では、日本人成人の2人に1人が何らかのアレルギー疾患を持っているということがわかっています。気管支ぜんそく、アレルギー性鼻炎、アトピー性皮膚炎は、3大アレルギー疾患と言われ、生活環境の近代化に伴って世界中で増加してきた病気です。

一方、最近10年ぐらいで特に増加し、社会問題になっているのは、食物アレルギーです。糖尿病は、2016年時点で過去最多の約1000万人を突破、2012年の前回調査より約50万人増加、1997年より約310万人増加しています（平成28年厚生労働省の国民健康・栄養調査）。予備軍は約1100万人に。

アレルギー疾患の患者は、2011年時点では約2人に1人に。2005年では日本人の約3人に1人でした（平成23年リウマチ・アレルギー対策委員会報告書）。精神疾患患者は、2017年時点で約420万人、2012年より約162万人増加しています（平成29年患者調査）。

病人が一向に減らず、逆に増え続けています。これだけ日進月歩で医療技術の進歩があるのにもかかわらず、国民医療費も毎年増え続けています。全体の税収約60・3兆円に対して、42・6兆円も国民医療費が占めています（2019財務省・厚生労働省発表）。

また、不妊症については、体外受精の実施件数が年間25万件ということで、世界一の件数になっています(2016年国際生殖補助医療監視委員会調べ)。でも、採卵1回当たりの出産率は6・2%で、60か国中の最下位なのです。技術レベルが低いわけではありません。

私たちの体は、いったい、どうなってしまったのでしょうか。それは、西洋医学が本質的に「対症療法」だからです。悩まされている当面の症状を取り除くことをメインの目的として治療を行うもので、病気の原因を突き止め、病気を根本から治そうとする「根治療法」ではないのです。

戦後、生活スタイルの変化により生活習慣病が増えました。私たちの生活スタイルは、自然から離れれば離れるほど健康からも離れてしまい、毒を溜め込んでしまっている生活になっているのです。

**もう年だから…、更年期だから…、ではないかもしれない!**

よく耳にするのが、「もう若くないから、もう年だから、更年期だから○○が不調なのよ~」。「原因がわからないからきっとそう!」などという言葉があります。加齢のため、本当にそうかもしれないですが、私はその大半は違うと思っています。

デトックスを全くしたことがない人で、50歳の人は50年分の毒が溜まっていると考えられるからです。年を追うごとにどんどん溜まっていきます。そして、現代人は、毒を取り除かず、毒を溜め込んだまま、病気になり、薬を飲み、病院で最期を迎える…。原因がわからないことを、もう年だから仕方ないですね、で終わらせてしまっているケースがほとんどですが、原因がわからないこそ、蓄積毒が推測されます。

この毒を断捨離する、つまりデトックスすることが、本当の自分を取り戻すことになっていきます。ファスティングでリセットしたとき、今まで美味しいと思って食べていたものも、不自然なものなら、きっとまずく感じるようになります。ファスティングは、本来の感覚を取り戻すことにもなるのです。

## 7　食欲がなければ朝食を抜くのがナチュラル

### breakfastの意味するところ

「食欲がない人は朝食を食べない」というのが自然です。「本能が食べたくない」と言っているのですから、基本的には食べる必要はないと考えます。食べたくないというのは、本能なのです。朝から食欲がある人でも、実は食べないほうがよいのです。そこで朝食を抜いて、空腹の時間をつくることで、何かしらの不調の改善に繋がっていきます。

英語では、朝食を「breakfast」と言います。この言葉の語源は、断食（fast）を中断する（break）ということです。つまり、前日の夕食後から、就寝中は何も食べない（断食）でいて、最初に食べる（断食をやめる）食事が朝食ということなのです。

こう考えると、朝食は、ファスティングをした後に初めて食べる「回復食」の第1食目と同じような内容が好ましいのです。ファスティング後の食事というのは、いきなり普通食を摂らずに、軽い食事から始め、徐々に普通の食事に戻していく手順になります。

### １日２食

もし、「回復食」の1食目に普段の食事を食べたら、吐き気、腹痛などが生じてしまうかもしれません。朝食は、それと同じで、夜間のファスティング後の最初の食事なので、食欲がないのが普通なのです。食欲のない人は、無理に食べる必要はありません。朝から食欲がある場合は、普段からの習慣がほとんどです。少しずつ少なめにしていくことで、朝は食べないことが快適に変わっていきます。

私の個人カウンセリングでは、必ず1日の食事回数を確かめ、朝食を食べている方には「自然にお腹が空いているために朝食は食べているのですか？」とうかがいます。そのほとんどが、「いや、朝だから時間で食べています」「昔から、朝食抜くのはよくないと聞くので…」「朝食を抜くと、会社に行ったら力が出ないので…」といった言葉が返ってきます。

その後、講義でファスティング理論をお話させていただき、16時間ファスティング（その時間食べない時間をつくること）のメリットを理解、実践していただくと、「食べなくても、意外と平気です！」「力は出ますね！」「身体が軽くて快適です！」などの声をいただきます。

3食しっかり食べなければいけない！　朝食は抜いてはいけない！　朝はしっかり食べることで頭が働く！　という長年の刷込みだったことに気づくかと思います。

16時間とは、夕食を20時に終え、16時間を足して翌日の昼の12時になったときに昼食を摂るということ。この16時間の食べない時間をつくることで、体内では若返りホルモンが分泌され、長寿遺伝子が起動し、体内の遺伝子を修復してくれるのです。

ですので、毎日しっかり3食を食べている人は、朝はフルーツなどを食べるなど、少しずつ軽めにしていき、朝食を抜く方向にしていくことで、快適を実感することができるかと思います。

ただし、食事回数が1回減るわけですから、2食はバランスのよい食事をしていく必要があります。

## 食べない時間を16時間つくることがポイント

2食に慣れたら、可能な人は無理してでも1度、朝食を食べてみてください。すると、午前中に倦怠感を感じはじめ、時には知らぬ間に居眠りをしてしまうことに…。

これは、食べることによって、消化のために血液は胃腸に集中し、他の組織への血の配給は少なくなるからです。その結果として、眠気、だるさを感じます。

成長期を終えた年齢に達していれば、朝食は食べない、あるいはできるだけ軽くすることが体にとっては自然ということです。朝食を抜くよりは夕食を抜くのが都合いいという人は、夕食抜きで試してみてください。食べない時間を16時間つくることがポイントです。

レオナルド・ダ・ヴィンチの言葉で「食欲がないのに食べても健康に悪いように、やる気がないのに勉強しても記憶力が損なわれ、記憶したことは保存されない」という言葉があります。まさに私が前述したとおりです。

先人は、「本能が必要としていないことは、無理やりやっても身にならない」ということがわかっていました。朝食でなく、昼食でも、夕食でも、食べたくない場合は食べないほうがよい場合が多いのです。本能がそのように教えてくれているからです。

時間で食べることも必要な場合もありますが、本能に任せて食べるのが自然だと考えます。その本能の感覚を呼び覚ますのがファスティングにもなるのです。

## 8　便秘解消で理想体質と肌ツヤを取り戻そう

### 便秘の3つの原因

腸を綺麗にしておくことが、全身の健康にかかわっているため、便秘は放っておけません。

便秘には、大きく3つの原因があると考えられます。食生活の乱れ、水分不足、運動不足の3つです。動物性の多い欧米型の食事を続けたり、ストレスが過度にかかったり、便秘が続いたりすると、悪玉菌が優勢になり、腸内環境は悪化するばかりです。腸内には腐敗菌が増え、毒性のアンモニアやアミン、硫化水素などの有害物質や、発がん性物質が増えていきます。これらの有害物質や発がん性物質は、腸から吸収され、血液に溶け込み、全身に回って疲れやすくなるほか、肌にも悪影響を及ぼします。

汚れた血液の成分は、皮下脂肪や内臓脂肪に入っていき、太りやすくもなると言われています。太りやすくなるのは、食べないことで、便の材料が不足して便秘になりがちです。すると悪玉菌が有害物質を発生させ、血液中をめぐると、身体はそれを排除しようと働くため、本来の働きであるエネルギー代謝が落ちて、痩せにくい身体になっていくという報告があるのです。

とくに便秘の場合、消化物が移動するスピードが遅い分、老廃物などが長く腸内にとどまるので、悪玉菌が増え、腸内環境にダメージを与えていきます。

**悪玉菌が増えることの弊害**

悪玉菌が増えることの弊害は、次のような形で現れます。

① 肌が荒れる…血液を介してめぐる毒素が肌にダメージを与え、肌荒れやニキビの原因になる。

② 免疫力が低下する…外部の敵から身を守る免疫システムを担うのは白血球の一種のリンパ球です。小腸や大腸に最も多く、腸管免疫と呼ばれています。腸内細菌のバランスが崩れると、腸管免疫の働きが低下するので、口内炎、カゼなどの感染症、大腸がんを発症しやすくなります。

③ 生活習慣病を引き起こす…腸内環境が悪くなると、代謝がスムーズに行われなくなるので、太

りやすくなったり、生活習慣病を発症させる原因になります。

④ストレスになる…腸内細菌は、体の中にあるセロトニンの95%、ドーパミンは50%を生成していると言われています。セロトニンは幸福感、安心感につながる物質で、ドーパミンは快感を得ることができる、意欲が湧いてくる物質といわれています。腸内環境が悪いと、これらをうまく合成できないので、精神的不安定になりやすく、自律神経の働きを乱し、そのストレスが便秘にも繋がります。

## 食生活ではとくに食物繊維が重要

食物繊維は、胃や小腸で消化・吸収されることなく大腸まで届きます。この消化・吸収されないという点が、実は最も重要なのです。なぜなら、食物繊維が大腸の中にある老廃物や有害物質を吸着し、一緒に便となって排泄されるからです。いってみれば、胃液や小腸の消化液で分解されないことで、食物繊維は大腸の中で「ほうき」のような役割をするのです。

「野菜を食べると健康にいい」といわれるのは、野菜がビタミン、ミネラルの重要な補給源であるほか、人体が消化・吸収できない食物繊維が、大腸を綺麗にするからでもあるからです。

また、便秘の人は、不溶性食物繊維の摂り過ぎに注意する必要があります。食物繊維には便のかさを増やす「不溶性食物繊維」と、便を軟らかくする働きがある「水溶性食物繊維」があります。

便秘の人は、ぜん動運動の機能が低下しているため、便のかさが大きくなり過ぎるとスムーズに進まなくなってしまうからです。大腸内に長時間とどまった便は、腸に水分を吸収されて硬くなり、それによって不溶性食物繊維を摂り過ぎると更にひどい便秘を引き起こす可能性があるということです。

食物繊維を多く含む食材は、「不溶性」と「水溶性」の両方を併せ持っています。穀類、いも類、野菜、くだもの、きのこ、大豆製品、海藻類などです。中でも「不溶性」を多く含む食材は、大麦や玄米、さつま芋、ごぼう、にんじん、ほうれんそう、小松菜などがあります。便秘が重めの方は(重症の方は)、不溶性食物繊維を多く含む食材を摂り過ぎないように注意しましょう。

**食物繊維を摂った上で水分を十分に摂ろう**

水分不足は、便秘の近道になってしまいます。かといって水分だけどんどん補給すればよいというものでもありません。かなりの量の水分は、大腸で吸収されるので、もともと水分が不足しているところに腸内でさらに水分が吸収されると便が硬くなります。便が硬くなってしまった結果、便秘になるという悪循環を生み出してしまいます。適度なやわらかさを保つ便をつくるためには、食物繊維の力が必要不可欠です。食物繊維あっての水分なのです。

水分は、寝起きのコップ1杯から始まり、食前に水を飲んだり、隙間時間にこまめに飲んだりしながら、1日に1・5リットルから2リットル。食事中の水分摂取は胃液が薄まってしまい、消化の妨げになってしまうため、できるだけ控えます。全く飲めていない人は、負担が少ない量から始め、少しずつ増やしていきましょう。

### 適度な運動もしよう

次に、運動不足ですが、特に鍛えたいのは下腹部内側にあるインナーマッスルです。若い女性に便秘が多い原因は、実は食生活よりも、筋肉不足のほうが大きいのかもしれません。

腸には便を出すための筋肉がありませんから、最後に体外に出すには、下腹部の筋肉の助けが必要なのです。便秘気味の人は、食物繊維に富む食事と水分摂取を心がけながら、歩く、自転車に乗る、エレベーターやエスカレーターは使わずに階段を昇るなど、下腹部を鍛えるようにするといいでしょう。

## 9　皮膚からも入るやっかいな有害物質ともサヨナラする

### 経皮毒とは

泡切れがよい、香りが広がる、しっとり感が残る、ふんわりキープできる、汚れがきれいに落ちる、除菌・消臭効果があるなど、生活日用品、パーソナルケア商品の魅力的な効果は、ほとんどが合成化学物質の作用によるものです。それらを便利に、手に入れやすいものにした合成化学物質ですが、人体の安全性、皮膚から入る化学物質についてはまだまだ検討されていないのが現状です。

この皮膚から化学物質が入ることを、私は以前から身をもって知っていました。長年、喘息を患い、その治療として薬剤を配合された貼付薬ホクナリンテープを胸部に貼ることで、発作が徐々に楽になったのです。

薬効成分が皮膚から直接吸収され体内に取り入れることを「経皮吸収」といいますが、私はこの経皮吸収に随分と助けられました。このことからも、皮膚（経皮）を通して、体の中に有害化学物質（毒）が入ってくることを初めて情報としては届いたときは何の抵抗もありませんでした。

経皮毒とは、日常的に使われるパーソナルケア商品である、化粧品・シャンプー&トリートメント・整髪剤・ボディーシャンプー・衣類・肌着・ナプキン・おむつ・洗濯洗剤・柔軟剤などを通じて、皮膚から有害性のある化学物質が吸収されることです。

皮膚から体内に入った毒素は、汗や排泄物ではなかなか排泄されず、体の中に長い間蓄積され、私たちの体に悪影響を及ぼす可能性があります。

## 「無添加」「植物由来」「天然由来」にも含まれているものもある

最近は、無添加、植物由来、天然由来、オーガニック、自然派といったキャッチフレーズの商品が増えて、添加物（化学物質）は含まれていないイメージがありますが、なるべく配合を抑えているだけで、添加物が含まれている製品がたくさんあります。

ある1つの有害物質を使用していなかったり、オーガニック成分を少し使っているだけで、「無添加・天然」などと表記されている商品もあるのが日本のコスメ業界の現状です。自然なものが一番安全というわけでもありません、アレルギーを起こしやすい成分のものもあります。

また、肌にやさしい、敏感肌用、赤ちゃんにも使える、ナチュラルというような、化粧品の広告でよく目にする文言ですが、これらの表現には、実は明確な定義はありません。

化学物質の中でも、化粧品だけでなく、シャンプーや台所用洗剤にも含まれる合成界面活性剤によって、肌荒れを起こすことが見受けられたりしますが、毒性の高いことが明瞭な合成界面活性剤成分を含んだもの、パーソナルケア製品は避けるということです。

自然に還る、環境汚染の可能性がないという「生分解性のある」製品が安全性の１つの目安にもなります。

### 体の各部分の経皮吸収率の違い

皮膚の部位別に見た吸収率ですが、体の部位によって皮膚の角層の厚さが違うなどで、足の裏（０・１４％）、手のひら（０・８３％）、腕の内側（１・０％）、背中（１・７％）、頭皮（３・５％）、脇下（３・６％）、前頸（６・０％）、頬・あご（13・０％）、性器（42・０％）と吸収率が異なります。

### 生理用品もしっかり選びたい

性器については実に42倍といった吸収率となっています。女性で特に注意したいのが生理用品で、そのほとんどは遺伝子組換えのコットンが使われており、風邪のときに使う熱吸収シートと同じ、高分子ポリマーが含まれています。

遺伝子組換えコットンには、化学物質が多く含まれ、女性の性器周辺は粘膜のためそれらが吸収されやすく、そこにいる大切な常在菌に影響が出てくるのです。高分子ポリマーが入っていると熱を奪うため、冷えが生じ免疫力も低下していくのです。布ナプキンやオーガニックコットンのナプキンが販売されているので、そちらの使用をおすすめしています。他にも入浴剤やボディソープ、シャンプーなども特に安全性の高いものを選ぶ必要があります。

また、皮膚よりも粘膜に覆われた口内や肛門などの部位は、角質層がないので皮膚バリアが全く効かないために、歯磨き剤やマウスウォッシュなども注意が必要です。

パーソナルケア商品は、毎日繰返し使用するため、1回の吸収量は微量でも、体内で有害な化学物質が徐々に蓄積していきます。化学物質の吸収量、蓄積状態、排出量に個人差があるため、症状などの出方が様々でその実態をつかむのが難しいものでもあります。

私たちは、口から入る食べ物のほうは敏感に反応して注意深く選別することが多いですが、お店の陳列棚を見ると、気になる多くのパーソナルケア商品が並んでいることから、皮膚から侵入するものについてはまだまだ無防備のようです。これらの経皮毒も、やはり、現代特有の毒であり、脂肪に溜まっていきます。こうして溜まった害を及ぼすような化学物質もファスティングで排出していきます。

# 10　熱が出たら体を応援する自分になろう

### 熱、即薬の服用!?

「きょうは少し熱がある。が、たかが風邪ぐらい、薬を飲んで治せばいい」―そう考える人がほとんどだと思います。場合によっては、病院へ行って医師の診察を受け、薬を処方してもらい、それを飲んで休む。以前の私はそうでした。

確かに薬を服用すれば、熱も下がり、風邪の症状は和らぐでしょう。しかし、熱が出たらすぐに薬を飲むことは、体にとって本当に必要でしょうか。

### 乳児によくある発熱の意味

赤ちゃんはよく熱を出します。でも、生まれてすぐの赤ちゃんは、なかなか熱を出すことはありません。これは、お母さんのお腹の中にいるときにもらっていた抵抗力が強いからです。しかし、生後６か月もすると、抵抗力が減ってきます、弱くなってくるということです。

そのため、その時期を過ぎると、周りのウイルスや病原菌と戦うために熱を上げて抵抗力を強くするということで発熱をします。必要なことなのです。それを無理やり下げると、逆に抵抗力を落とすこともあります。体温が〇℃だから！　ということで、解熱剤などで下げる必要はありません。

食事・睡眠がしっかりとれていれば、少し冷やす程度で様子を見てもいいかと思います。熱が出たときは、赤ちゃん自身で治すことで免疫力が上がっていきます。ただ、生まれて間もない、2〜3か月未満の赤ちゃんが発熱する場合は、より強いウイルス・菌による感染の可能性があるので、早めに医療機関に受診をする必要があります。

**発熱によって白血球がウイルスを攻撃する**

血液の中の白血球（という細胞）は、ウイルスを食べる力も持っていますが、発熱物質（サイトカイン）をつくります。それが血液の流れに乗って脳に届くと、脳は全身の細胞に蓄えたエネルギーを熱にかえなさいという命令を出します。こうして、熱が出てきて体内酵素の活性にも繋がるのです。

多くのウイルスは、熱に弱いので、体温が上がると数が増えるのが止まったり、逆に数を減らしたりするのです。こうして熱が下がっていくのです。

つまり、風邪のウイルスが体に入ってくると、あなたの体は熱を出したり、鼻水や咳を出して排除しようとします。体の酵素を活性させて汗を出し、治癒に導こうとしてくれるのです。あなたの体は、異物の侵入に必死になって戦っているわけです。ですから、熱が出たら静かに寝ていることです。それがウイルスと必死に戦っている、自分の体を応援することになります。したがって、薬を飲むことは、むしろ体に余計な負担をかけていると認識してください。

このとき、「栄養を摂って寝なさい。栄養を摂らないと元気にならない」と言われること、思われることがありますが、むしろ逆です。免疫力をより高めるためにも、食べないことです。食べることで消化酵素を使ってしまい、代謝（酵素）に回す分が少なくなってしまうからです。

大切なのは、風邪をひかない体を根本からつくる、体内の免疫系が7割も集まっている腸を整えることです。汗を出すことで脱水症状にならないように、水分を摂ることはもちろん、何か口に入れたい場合は、体内酵素を活性化してくれる大根おろしなどを少量食べる程度にすると効果的です。腸はウイルスの溜まり場にもなってしまっているからであり、体調不良になると便秘になる傾向にあります。

このことを私は自分自身で実感しています。体調が悪くなると決まって便秘気味になります。腸内に不要なものを溜め込んでいるせいで体調不良になっていて、便を出すと決まって、体調は次第によくなっていきます。ですので、熱が出始めたとき、体調不良になりかけたときは便通がしっかりあるように、気にかけています。

## 11　薬は火消しのＨＥＲＯ・「消防士」のようなもの

### 薬は体にとって異物

「喘息は一生の付合いになりますから、薬は毎日しっかり飲んでいきましょうね」――数十年前に地元のクリニックでお医者さんからいただいた言葉ですが、今でもそのシーンを鮮明に覚えています。

私は、1歳から気管支喘息になったので、日々積重ねの生活習慣による病気とはいえないのですが、今振り返ってみると、食習慣が悪かったから、一向に治らなかったと思っています。

普段、私たちが口にする自然の食べ物と違い、薬はそのほとんどが合成物であり、体にとって異物です。異物である薬は、体の様々なところに影響を与えながら、身体中を駆け巡ります。

## 薬は病気そのものを治してくれるものではない

薬を飲んでも、長引いてしまうことはよくあります。解熱剤などは、酵素活性が弱まり、免疫力が低下するため、ますます長引いてしまうのです。

解熱鎮痛剤だけでなく、西洋医療で使われる薬のほとんどは、化学合成物質です。栄養素は少しもなく、薬を長期間にわたって飲み続けると腸内細菌叢に大きな影響を与えます。元から多かった腐敗菌やウイルスがさらに多くなり、風邪が長引くだけでなく、体の状態が悪くなっていきます。この状態が続くことが、さらに悪化の原因になるのです。

なるべく薬は飲まないに越したことはありませんが、薬を服用するときには、「薬は病気そのものを治してくれるわけではない」ことを思い出してください。薬は、症状の緩和が目的のほとんどで、体調がよくなったとすれば、それは自身が本来持っている治癒力で治してくれたということです。

生活習慣病というのは、自分自身の生活習慣が生み出した病気です。原因は、病気になるような習慣を積み重ねてきた自分自身にあります。食中毒のような急性毒性はすぐに症状として現れるので原因を特定できますが、生活習慣病は自覚症状がないまま進行していくので、発病の瞬間を特定することもできませんし、原因を特定するのも難しいものもあり、慢性化してしまうことがほとんどです。

生活習慣が原因の病気に対し薬ができることは、身体に現れている症状を抑えることです。急性の症状であれば、一定の期間薬を飲めばその症状は出ないようになりますが、慢性化している症状は、薬を飲んでいる間しかその症状を抑制・緩和することができません。つまり、薬をやめたら、症状は以前と同じように出てしまうということです。薬は、慢性化している症状を消し去ることはできないのです。

慢性化してしまった生活習慣病を治療しようと思ったら、原因となっている生活習慣を改める以外に道はありません。生活習慣病を患っている人の中には、病気の原因が何であるかを考えずに、急性疾患と同様に「薬で治すもの」と思っている人が少なくありません。

### 薬は体内の酵素を奪う

血圧にしても、血糖値にしても、数値を基準に近づけることだけを目的にするのであれば、即効性が高い薬は、頼もしい味方とも言えます。運動をせず、食事を変えず、決められた分量の薬を決められた時間に忘れずに飲みさえすれば、基準値に近づいていくのですから、便利なものです。

しかし、どんなに便利でも、薬というものは、飲み続けるべきではないのです。その理由として重要なのが「酵素」です。薬を飲むと、同時に体内にある酵素が奪われてしまうのです。口から入った食べ物を消化するのが酵素、アルコールを分解するのも酵素、血液をつくるのも酵素、皮膚をつくっているのも酵素。私たちは、体内に酵素があるから、生物としての活動を営むことができるのです。

異物である薬を解毒するためにたくさんの酵素を必要とします。その結果、大切な酵素を大量消費してしまうのです。私たちが口にしているものの中で何よりも一番、酵素を無駄遣いするのは薬だと私は思います。抗生物質は腸内細菌の善玉菌を死滅させ、腸内は腐敗菌だらけにしてしまいます。腸の腐敗は、あらゆる病気を起こす原因です。

体内酵素の働きを悪くするのが西洋薬です。抗生剤は、細菌の膜の酵素を阻害することによって細菌を死滅させます。こういった薬は、細菌のうちの悪玉菌だけを殺すならよいですが、少なからず善玉菌も殺していきます。それゆえ特定の症状を改善することにはプラスに作用しても、長期にわたって服用していれば、私たちの体に必ずといっていいほど、マイナス作用を及ぼすことになるのです。

## 薬との正しい付合い方

薬を飲むことのデメリットについてお話してきましたが、私は、全面的に、薬はいけないという言うつもりは全くありません。薬は本当に必要です。私が喘息発作で呼吸困難に陥っているとき、助けてくれたのは薬でした。また、交通事故で怪我をして、血が出ている人に対しては、止血剤や抗生剤を使って、命を救うべきです。

私が危惧しているのは、薬のメリットがフォーカスされ、多くの人がたやすく薬に頼り、薬で健康を守れると錯覚していることです。薬は、火事になったときに呼ぶ消防車、消防士さんのようなものです。火消しもするし、救急処置もしてくれる。命にかかわるときや、緊急性の高いときに使うものであり、日常的には使うものではないのです。

私が薬に疑問を持ったのは、「喘息発作の予防のためにも薬はずっと飲み続けてください」という医師の言葉でした。

人間は、本来、薬をずっと飲み続ける動物なのか？　薬を飲まないのが人間にとっては自然なことなんじゃないのか？　こんなことになってしまっているのは、なぜなのか？　そう考えるようになって今があります。

もし、何かしら薬を今飲み続けていたら、ぜひ私のように自問してみてください。クスリを反対から読めば、「リスク」。飲み続けることはリスクが高いのです。

西洋薬の大部分は、石油からつくられる化学薬品です。その化学薬品であるクスリは、皆さんが知っている以上に身体に悪影響を及ぼすようです。薬は、あなた自身の空腹から始まる天然のものを使うべきです。

## 12　冷えは万病のもと！　解消にはまず原因を知ることから

### 冷えは万病のもと

「冷えは万病のもと」と言われているように、冷えは長く放っておくと、便秘や肩こり、疲れ、不眠などの様々な不調の原因となるだけでなく、免疫力を低下させる大きな原因の1つであると考えられています。

手足の先が冷たくなった上に、さらに腰やお腹に冷えを感じるようなら、かなり進行した状態といえます。多くの冷え対策がありますが、大切なのは、なぜ「冷え」かです。

### 「冷え」の原因はまず自律神経を知ることから

自律神経は、自分ではコントロールできない、体が無意識に調節してくれている神経です。呼吸をすること、心臓が動くこと、寝ている間も勝手に呼吸をしてくれていますし、心臓を意識的に止めることはできません。こういったことをコントロールしてくれているのが自律神経の働きです。

また、食べ物の消化をしたあとの栄養をエネルギーに変える代謝も自律神経の働きになります。汗をかくこと、体温調節をすることも自分で意識をせずに自律神経がコントロールをしてくれています。

自律神経は、交感神経と副交感神経の２つがあります。車に例えると交感神経がアクセル、副交感神経がブレーキの役割に当たります。車はアクセルだけでは成り立たない、ブレーキだけでも成り立たない、両方あって安全にスムーズに運転することができます。つまり、偏ることなくバランスが大事ということで、それと同じように人間の体も、アクセルとブレーキの役割が備わっています。

交感神経は、これから仕事を始めるぞ！　とアクティブに動くときに働きますが、逆に、夜寝るときなど、リラックスして体を休めるときに優位になるのが副交感神経です。それだけではなく、血圧コントロールにおいて、交感神経が優位になったときは、血圧が上がり、血管が収縮します。副交感神経が優位になったときには、血圧は下がり、血管がゆるむという働きになります。つまり、自律神経を整えていくことが、その人の体温を正常に戻してあげることに繋がります。

**平熱が低い人は「低体温」**

低体温とは、一般的に平熱が35℃台の人です。低体温は、病気ではありませんが、放っておくと冷え性や生理不順など様々な不調に繋がる可能性があります。以前は体温が高く体調がよかったけれども、今は体温が低く体調が悪いという場合は、体温を上げていく必要があります。

日本人の体温の平均値は、平熱は36・6～37・2℃の間といわれています。本当に健康な体温なのかは、普段から検温をして、体調を見極めることです。冷えも、低体温も、体温というのは自律神経がコントロールをしていますので、自律神経を整えることで、その人本来の体温に近づけていきます。

### 自律神経の乱れで「冷え」になる

人の体は、内臓温度を37℃に保っています。ですので、急に冷たい外気に触れたりすると、体から熱が逃げてしまわないように交感神経が働き、手足など末端の血管を収縮させ、体の中心部を保温します。このとき手足は血液の流れる量が減るので冷たくなるというわけです。

ですが、冷気に触れていないのに常に交感神経が働き、血管が収縮して寒い状態になるというのが冷えなのです。自律神経が乱れる要因としては、過度なストレス、生活リズムの乱れ、食の乱れと言われています。

### ストレスはなぜ「冷え」に繋がるのか？

ストレスは、緊張感を常に持った状態、交感神経が常に働いているということにもなります。ストレスが長期間にわたると、交感神経を調節する働き、反応が次第に鈍くなり、末梢の血管が収縮できず、血管が開いたままになり、熱が必要以上に逃げ、どんどん冷えてしまう「冷え」に繋がります。

つまり、自律神経が乱れ、体温調節がうまくできなくなっているということです。

## 13 「自律神経を整える5つの習慣」を実践してみよう

自律神経のバランスを整えることは、私たちが元気で健康に生活するためにとても大切なことです。でも、私たちは、その大切さに気づいていません。交感神経が優位の場合は、イライラし、免疫力が低下します。逆に、副交感神経が優位の場合は、注意力が散漫になり、ミスが増えます。大事なのはバランスです。

**自律神経を整える５つの習慣**

自律神経を整えるのは、次の５つの習慣です。

① 体内時計を意識した生活
② 適度な運動の習慣
③ 食事の習慣
④ 心のデトックス&リラックス習慣
⑤ 体のデトックス&リセット習慣

それぞれについて若干の説明を加えておきましょう。

**① 体内時計を意識した生活習慣（サーカディアンリズム）**

「太陽が沈んだら眠り、明るくなったら起きて活動する」―これが人間にとって一番自然なリズム。その体内時計のリズムにできるだけ合わせた生活をすることが、体調の維持には一番よいのです。

まず、1日は、コップ1杯の水（250㎖）を飲むところから始まります。これは、腸の動きをよくし、自律神経も整えてくれます。

自律神経を整えるためには、質のよい睡眠をとることですが、それは朝から始まっています。質のよい睡眠にしていくには、メラトニンというホルモンが不可欠で、それがたくさん分泌されるためには、メラトニンの材料であるセロトニンというホルモンが日中にしっかりと分泌される必要があります。

メラトニンは、朝日を浴びることで体内時計（サーカディアンリズム）がリセットされ、浴びた約15時間後に分泌が増加しますが、リセットされないと少しずつ体内時計がずれ、適切な時間にあまりメラトニンの分泌がされなくなります。

- 太陽光によって、メラトニンの分泌がストップし、頭すっきり目が覚める。
- 15時間経たなければ、メラトニンの分泌はされない。朝日を浴びれば日中は眠くならない。
- 夜になると、再びメラトニンが分泌されるので自然と眠くなる。

しかも、太陽光が皮膚にさらされると（30分程度）、ビタミンDが体内で生成されます。ビタミンDは骨を丈夫にしてくれたり、認知機能低下の予防、がん予防にも役立つというデータもあります。

また、日光を浴びる、その時間を利用してウォーキングなどの運動をすることで、代謝が高まるため、幸せホルモンと呼ばれている「セロトニン」やビタミンＤの生成が活発化します。

夜間しか分泌されないメラトニンですが、寝ているときに光をつけておくとメラトニンの分泌は減少します。十分に分泌されるよう、スマートフォンなど触らず、部屋を暗くして眠ることが大切です。

**②　運動の習慣**（適度に）

筋肉が多いとミトコンドリアも増えるため発熱量が増えて温かくなります。逆に、筋肉が少ないとミトコンドリアも少ないので発熱量が少なくて冷えるということです。なかでも足の筋肉、特にふくらはぎは「第２の心臓」と呼ばれ、足先の血液を腎臓に戻すポンプのような役割をしています。そのため、運動不足が続くと、足先の血液循環が悪くなり、足が冷えるとともに足がむくみます。

基礎代謝をあげるには、体幹部の筋肉を増やすこと。体幹を強化するトレーニングとしては、ウォーキング、スクワット、ダンベル運動、ピラティスなどが適しています。過度の運動は自律神経のバランスを崩してしまうため、長く続けられるものがよいでしょう。

**③　食事の習慣**（詳しくは第３章をご覧ください）

自律神経を乱してしまう次のような食べ物については、上手に接する必要があります。

**・精製糖や精製穀類などの摂取を抑える**

ＧＩ値が高い食品は、精製された「白いもの」が多く、白米、白砂糖、うどん、パンなどがそれに該当します。それらは糖質が高く、血糖値を急上昇させ、乱高下を繰り返すような状態は、インスリンやアドレナリンなどのホルモンが出過ぎた状態を引き起こし、逆に低血糖となり、常に糖質に依存する「糖依存」に繋がります。

そして、本来、必要なときに出すべきホルモンが分泌されなくなったり、ホルモン作用が弱まったりすることで、血糖値の不安定、自律神経が乱れやすくなるのです。

現代人は、カロリー数値を気にするよりも、ＧＩ値を意識した生活が必要です。

**・食品添加物や農薬や経皮毒類など化学物質を遠ざける**

不自然なものが体に入ると、自律神経はデトックスしようと働きます。するとその分、代謝や免疫、ホルモンの舵取りにまで力が回らなくなり、自律神経の本来の役目を果たせなくなってしまうのです。

また、代謝の低下は、脂肪の蓄積や老廃物の滞留を進行させ、免疫力低下は体力の低下につながります。ホルモンバランスの乱れは、肌老化の大きな原因とされています。

**・トランス脂肪酸は摂取しない**

脳の６割は脂肪で構成されていて、トランス脂肪酸が脳神経の構成材料として使われてしまい、ホルモン分泌や神経伝達の機能を狂わせます。このような状態が繰り返されることで、自律神経の乱れにも繋がっていきます。脳に働きかけてしまうので、うつ・精神不安の原因にもなっていきます。

**・カフェインはほどほどに**

カフェインは、交感神経を優位に働かせる力があるため、摂り過ぎは自律神経の乱れに繋がってしまいます。慢性的な疲れやだるさといった症状が出ている人は、カフェイン入りの飲み物はやめ、交感神経を刺激しないカフェインレスのものに切り替えましょう。

### ④　心のデトックス＆リラックス習慣

ストレス過多の現代人は、交感神経のほうが優位に立ちっぱなしです。常に緊張状態にあり、睡眠や休養での回復効果を得られずにいます。意識的に副交感神経を活発化してリラックスモードを得ることで、本来の身体機能を取り戻す必要があります。

自分自身がリラックスできることを探してみましょう。

岩盤浴・陶板浴・よもぎ蒸しを利用してみる、リラクゼーションサロンでリフレッシュする、自然に身を置いてみる、アロマオイルやキャンドルを焚いてみる、週末「リトリート」に参加してみる、瞑想をしてみる、何もしない状態をつくってみる、ホテルでランチをしてみる、好きな人と時間を過ごす、温泉旅行をしてみる、笑いの時間をつくる、ヨガを始めてみる、好きな音楽を聴くなど、いろいろあります。自分のリラックスできるものを見つけて実践してみるのもいいでしょう。

また、ストレス解消とすると逆効果なものがあります。「ストレス食い」、甘いものの食べ過ぎ、暴飲暴食、過食になり腸内環境も悪化、ストレスホルモンのコルチゾールが出るだけで逆効果です。映画鑑賞でも、エキサイトしてしまうもの、勝敗が気になるようなスポーツ観戦やギャンブルなどは交感神経が優位になってしまうことがあるのでおすすめではありません。

すぐにできるおすすめリラックスとしては、次のイ～ハの3つがあります。

### イ　深い呼吸を意識する

深い呼吸は、副交感神経を働かせるために最も簡単で、効果的です。その中でもおすすめのフォーカウントブレス（4 Count Breath）は、ストレスレベルが高い職種、警察官、消防士、軍隊などの人たちも行っている呼吸法です。とてもシンプルで、気持ちを落ち着かせたいときにすぐできます。

【フォーカウントブレスの行い方】

まず、すべての息を吐き切る。口を閉じて、

4を数えながら鼻から息を吸う。

4を数えながら息を止める。

4を数えながら口（鼻）から息を吐き切る。

4を数えながら息を止める。

以上のセットを落ち着くまで（4サイクル以上）くり返します。

※4カウントは、心の中で行い、4サイクル以上はやってみてください。

この呼吸法は、座って目を閉じたりしなくても、歩きながらでも、どこでも短時間でできます。

### ロ　ゆっくりお風呂に浸かる

シャワーよりも、ゆっくりお風呂に浸かることが、副交感神経が優位になり、心身がリラックスした状態になって、疲労回復を早め、質のよい睡眠にも繋がります。

お風呂、温泉を医学的研究してきた温泉療法専門医、早坂信哉氏がすすめる入浴法があります。温度は40℃が最適（我慢しない程度の熱さ）で、かけ湯から始まり、10分から15分「全身浴」で肩まで浸かることです。

お風呂から出た後、早めにタオルで水分を拭き取り、毛布や布団にくるまることが大切です。さらに、血流アップ＆疲労物質除去効果がある「硫酸ナトリウム」を含む入浴剤を使用したり、血管を拡張させて血流を改善させる「炭酸系」入浴剤を使用することで、リラックス効果を高めることができます。

また、その後の睡眠の質を高めるためにも、夕食1時間後にお風呂に入ります。30分（そのうち、湯船に浸かるのが10〜15分）。そこから1〜2時間後(寝る頃適度に体温が下がって眠りやすくなる)には就寝するという流れが理想的なスケジュールです。

## ハ　片づけを１か所だけやる

部屋の中が片づくと、気持ちがスッキリして気分もよくなります。なぜ片づけるとスッキリするのでしょう。それは、部屋と心が連動しているからです。

「部屋の乱れは心の乱れ」という言葉もあります。部屋の整理は、自律神経を整え、気持ちを落ち着かせる効果があります。ポイントは、１か所だけやること。すべてやろうとすると、「やらなければならない」気持ちが強くなり、逆にストレスになります。１か所だけやる、10分だけやるなど、場所や時間を決めてやるのがおすすめです。

使ったものに感謝して片づける、手入れをする、清掃をする。これが心を整えることにも繋がります。

### ⑤ 体のデトックス&リセット習慣（ファスティング）

自律神経が乱れているということは、腸が関係しています。腸は、自律神経と密接な関係があってお互い影響し合っています。自律神経は、自分が意識しなくても自動的に働いてくれる神経なので、腸とどんな関係があるのか？　と思うかもしれませんが、腸内細菌のバランスを整えて腸の働きをよくすると自律神経が整ってきます。

便秘が解消されると副交感神経の働きがよくなり、自律神経のバランスが整うことが、最近の研究で明らかになってきました。反対に腸内環境が悪くなると、副交感神経の働きが下がり、自律神経のバランスが乱れます。

自律神経を整えることで腸の働きをよくすることができるようになり、腸内環境をよくすることが自律神経を整えることにもなる――このように腸内環境と自律神経には相互作用があるといわれています。

その腸の働きをスピーディーに改善していくのが、分子栄養ファスティングです。それにより、腸内環境が整い、自律神経のバランスも整っていくことで、冷えなども軽減されていきます。そして、ストレスや病気に負けない体になり、血液中の白血球が活性化することで、ウイルスなどの病気にもなりにくくなっていきます。

# 第2章　体験談からわかる人生を好転させたファスティング

## 1

# 2週間続く便秘も、浮腫みも、偏頭痛も改善！心身ともに健康の近道でした！

鈴木　久子さん　50歳　静岡県　主婦

「あれ？背中がとてもきれいになったんじゃない？」。

いつものように風呂上がりにふらふらと歩いていたら、夫からそんなうれしい言葉。背中をさわってみたら、あらあら本当に。こんなところにもファスティング効果があったのね。

その言葉を聞いた日から遡ること約2か月前。

「ちょっとおもしろそうだし、行ってみない？」。

そんな友人からのひと言が、ファスティングへの第一歩でした。ファスティングやデトックスという言葉は知っていたものの、興味はあったものの、どんなものなのか、どうすればいいのか全く無知だった私。

当時の私は、フルタイムで仕事をしながらも、家族のために栄養や彩りを考えて食事をつくっているという自負があり、体重に関しては太っていると言われたことはなく、逆にやせ型。疲れやすくなった自覚はあったものの、多少の体重の増減と同様に、50歳という年齢に近づいたせいであろうと思い、さほど気にも留めずに過ごしていました。

今になって思えば、当時は、極端な冷え性。低めの体温。冬場は足が冷えて寝つけないこともしばしば。放っておけば2週間ほど便通がないこともザラ。体重の割にコレステロール値も高め。座っていることの多い仕事だったため、１日の終りには足はパンパン。頭痛もひどく、頻繁に頭痛薬を飲み、その上、ジャンクフードが大好きで、スナック菓子をモリモリ。

お付合いによる外食も多く、思うがままに脂質の高いものや甘いものを食べ、大好きなお酒もしっかり飲んでいました。

どうせダイエットの話でしょう？　お金もかかるんでしょう？

今回は、話を軽く聞く程度。知らない世界をちょっと覗きたい好奇心。あくまでもお付合い。だって私、太っていないんだし。大きな病気もしていないんだし。

ところがです。話を聞けば聞くほどにやってみたくてたまらない気持ち。自分がどう変わっていけるのかワクワクした気持ち。何より、変わったあとの自分に会いたくてたまらない気持ち。

最初から7日間のファスティング。こんなに食べることが大好きな私が、無謀かな？　大丈夫かな？　途中で空腹感を感じなくなると聞いているけど、本当に我慢できるかな？

正直言えば、私はお腹が空きました。家族のために食事の支度をしながら、食べてしまおうかと考えたときもありました。でも、やはり〝変わったあとの自分に会いたくてたまらない気持ち〟がとても強く、また、毎日届く島田さんからのメッセージにも支えられながら、くじけることなく7日間ファスティングを無事に終えることができました。

体重は約5キロ減。やり遂げた達成感と自分への自信。私は、このときに〝変わったあとの自分〟と会うことができました。

当時、久しぶりに会う友人や知人から、「肌がきれいになったね」「何かしているの?」「きれいに痩せたわね」とよく言われ、幸せな気持ちにもなりました。

あれから約2年。毎食後、食べたものを思い浮かべながら、「まごわやさしい」について考えます。買い物に行けば、添加物を以前にも増して確認しています。良質なたんぱく質や取り込む油脂についても考えます。飲み水もミネラル水に変え、主食であるお米も酵素玄米に。

多少の体重変化はありますが、今はとても快適です。頭痛薬はあれから1度も飲んでいません。コレステロール値も改善してきています。3日間も便通がないと不安になります。肌も荒れにくくなっています。冷え性は、完全ではありませんが、身体を冷やさない努力もあり、かなり改善しています。そしてなにより、気持ちが充実しています。

「なぜファスティングが必要なのか」—テキストに沿った根拠ある説明を聞き、自ら勉強。そして、自分自身で実践したこと。日々途切れることなく、健康や美への好奇心や興味を失うことなく意識し続けられている自分に気づくとき、その度に嬉しくなります。

最近は、他人が口にしているものもとても気になります。家族だけでなく、友人や同僚にもファスティングを知ってもらいたい。ダイエットだけではなく、それと併せたデトックスが重要なんだってこと。心身ともに健康になるための近道なんだってこと。健康である今だからこそ、クスリやサプリメントに頼る前にファスティングを実践してほしいってこと。

## 2　1歳から始まった喘息。辛い45年間がわずか半年で薬いらずに

島田　旬志　51歳　静岡県

「君は喘息がひどいからきょうから。今から入院だよ」。

小学5年生の夏休みに、母親に連れて行かれた国立天竜病院でのお医者さんからの言葉でした。帰宅することもなく、です。この突然の出来事に、小学生の自分は衝撃的で涙が止まりませんでした。それから2年半も入院していました。その小学生の将来の夢は、「健康になること」でした。

私は、生まれて間もなく喘息になりました。発作が起きて当たり前の生活で、薬は手放せませんでした。小学校の思い出として真っ先に思い浮かぶのは、母親との病院通いです。数えてみると、今まで10か所以上の病院にかわるがわるお世話になり、10種類以上の様々なクスリをかわるがわる服用していました。

私の喘息史において、記憶に残る出来事があと2つあります。

1つは、上京した下宿先で起こった夜12時過ぎの出来事。話すことも、歩くこともままならないほどの呼吸困難に陥った20歳の若者が向かった先は、歩いて10分の上石神井駅でした。そのときは

30分もかけて…。

タクシーもなく、終電も終わった駅。辺りは真っ暗で、頼りになったのは「交番」という1つの灯りでした。お巡りさんに筆談で事情を説明すると、待っていたのは、パトカーでの病院送迎でした。治療後にも、病院の玄関先で待っていてくれたお巡りさんの姿が今でも忘れられません。

もう1つは、45歳のときの出来事です。度重なる発作で、夜間救急通いの常連さん。それだけでなく、ひどい頭痛に襲われ、内科、脳神経外科、いろんなところで診てもらいましたが、原因不明でした。

24時間、いつ何時でも、寝ているときでも頭痛があり、それが半年間も続いていました。頭痛薬の中でも強いものを処方していただいていましたが、次第に効きが悪くなっていきました。喘息の薬も効きが悪くなり、自分はこの先、健康とどう向き合えばいいのだろう…と、明るい未来は見えませんでした。地元のお医者さんには、「喘息は一生の病気で治りません。きちんと薬を飲んで予防していきましょう！　また来月来てくださいね。お大事に」と言われていました。

その言葉を信じてずっと飲んでいましたが、（人間は本来、薬が必要なのだろうか？）（予防するためにも薬を飲み続けるって、おかしくない？）そんな疑問を持ち始めていました。

そして、ファスティングのことを知ったのは、SNSでの友人の「ファスティングきょうで3日目です！」という投稿でした。（ファスティング？　何？　断食？　断食とは違うの？）いろんな疑問が湧いてきましたが、調べていくうちに、「長期間に渡る食品添加物や薬の摂込みが原因で、腸内環境を悪くし、有害物質の蓄積が体の不調に繋がっている。不要なものを取り除いていくのがファスティング」ということでした。

そのときの習慣といえば、コーラを毎日飲み、チョコレートも常食、ファストフードのハンバーガーとフライドポテトを好んでよく食べる、そして薬も飲み続けている、そんな日々を過ごしていました。今考えると、治らないのが当たり前と思えるような食習慣でした。

日本で初めて、ファスティングと食のあり方のテキストを編集した教育機関、一般社団法人分子整合医学美容食育協会に出会い、それらについて学び、結果の出る正しいファスティングを3日間、7日間、14日間と実施してみました。

体重は14キロ減、45年間苦しめてきた喘息の発作は全く起こらなくなり、偏頭痛もすっかり消え、食習慣もがらりと変わったのが、わずか半年間で起こったことです。この体験から、ファスティングと食の知識というのは現代人の健康にとって大切なものと実感し、今があります。

薬をお守り代わりに持ち歩くことはなくなり、何を食べたらいいのかと迷うこともなくなり、食べ物をより美味しくいただけるようになりました。心身ともに健康になったことで、以前より人に優しくなれたような気がしています。

私は、自分自身が本来持っている健康を取り戻すことができるまでに、随分と時間がかかってしまいましたが、ぜひ時間をかけずに、ファスティングに出会っていただけたらと思います。病気になって慌てないためにも。ずっと健康で、ずっと綺麗でいるためにも。

## 3 ママライフが輝く「リセットの魔法」
## ——不調が消え、食育と幸せを運ぶ！

水越　麻衣さん　34歳　福岡県　自営業

はじめまして。私は、今34歳で、35歳の主人と小学1年生の7歳の長男、年中の5歳の長女の4人家族です。

2人の子供は、有難いことに、今までお薬を使う機会がなく、元気いっぱいに育ってくれています。よく遊び、よく笑い、よく食べ、よく寝る。年に1回、年初めにインフルエンザAにかかる以外は、熱を出したり、体調を崩すことがないので、「もしこうなったらどうしよう」という思考にならないようです。体は心にこんなにも影響するので大切ですね。私は、体が弱かったので、病気知らずに育ってくれて嬉しいです。

私は、幼少期から尿検査では常に潜血、疲れやすくてすぐ眠たくなる、動物アレルギー、ハウスダストアレルギー、アレルギー性鼻炎、花粉症、喘息、アレルギー性皮膚炎・、20歳からのメニエール、めまい、突発性難聴・生理痛など、たくさん弱点がありました。よく風邪を引いていましたし、とにかく治りにくかった。当時、主人から、「こんなに病院代がかかる人は初めて見た」と言われるほどでした。

結婚してから、何か身体の中のデトックスに一番よい方法がないかネットで探していたところ、辿り着いた答えがファスティングだったのです。

「5日間ファスティング」を初めから選びました。細胞を変えたかったのです！　準備食の段階から、すでに体重が1kg減。むくみが取れ、身体が軽くなりました。ファスティング中は、2日目に寒気はありましたが、専用ドリンクのおかげで空腹感なし。夜はぐっすり眠れるようになり、肌はツヤツヤ、髪はサラサラになりました。

回復食を食べ始めてわかったことは、化学調味料で麻痺していた味覚が、本来の味覚に戻ったこと。ファスティング明けに食べたものの味が、ファスティング前と違うことに驚きました。自然のものはより美味しく、不自然なものは美味しいとは感じない舌に生まれ変わっていました。

体の変化だけではなく、心の変化もありました。（もっと頑張らなきゃ！）という気持ち、（早くしなきゃ！）と焦る気持ち、今までこういった気持ちがいっぱいだったのが、愛がいっぱいで楽しい♪　というような気持ちになれたのが、私にとってのいちばんの変化です。

気づくと、夜はぐっすり眠れ、朝は6時にスッキリ目覚めるようになっていました。夕方になっても疲れがなく、頭は霧が晴れたようにスッキリし、顔色がよくなりました。肝臓がキレイになったから、ということでした。

さらに、半年間、数値82だった喘息が止まり、低体温だった体温も上がり、アレルギー性鼻炎も出なくなり、生理痛もなくなり、舌もリセットされ、髪と肌がツヤツヤになってビックリでした。

ファスティングでの、心と体の変化はもちろんですが、私がいちばん伝えたいこと、それは、ママの立場で得られた次のような気づきです。

◎「食べない」その期間、子どもたちとの時間が増えて、たくさん、ゆっくりお喋りや時間の共有ができたこと

◎準備食～回復食まで、特にファスティング中は、普段家族につくっている食事がどういう食事なのかハッとさせられ、見直すキッカケになったこと。どんなお話を聞くよりもファスティングするだけで、身体をつくる食事が学べます。

よい食事を知りたいですか？　準備食と回復食期間の実践で、簡単に正しい食育が学べます。

今どんな食事を家族に出しているか知りたいですか？　ファスティング中にわかります。

毎日仕事や育児に追われて大変だと心が泣いていませんか？　腸内リセットすれば目の前の幸せに気づくことができます。

ストレスで毎日お酒を飲んでいませんか？　ファスティング後、幸福感で満たされています。

目の前の子どもたちは、宝です。幼少期の影響は、後々体に表れます。心・身体・体質をつくるのは私たちママです。どうか毎日時間に追われて心を失くさずにいてください。

TIME　IS　MONEY。せっかくの時間を、セカセカ・イライラで過ごして損していませんか？　もったいない！　内側から愛が溢れてくるような、不思議な心地よさを感じることができるファスティング。短期間で本来の自分へ戻ることができるファスティング。

ママがもっと笑顔になれば、きっと子どもたちの笑顔も増え、さらに元気いっぱいに育ってくれる。「リセットの魔法」で、１人でも多くのママが、笑顔いっぱいの毎日を過ごせますように。

## 4　鬱病を克服して「幸せ」を考えられる家族に優しい自分になれました！

外山　智浩さん　35歳　静岡県　会社員

「きょうは下痢だから、休もう…」。

小さい頃から気弱で、サッカーではコーチに怒られてばかりで、行きたくないなぁと思っていると、試合当日朝お腹が痛くなり、下痢をしては休んでいた。そんな小学生でした。

すぐお腹を壊すのは、大人になっても変わりませんでした。気を使う、脂っぽいものを食べる、そうするとお腹を壊し、週５日は下痢をしていました。さらには、痔瘻、２回もの手術。そのせいで、痛み止めを服用するようになり、それでお腹が弱いのは治るはずもなく、市販の胃腸薬が手放せない生活を送っていました。

そんなある日、友人が勧めている消化器内科に行くようになり、薬を飲んでも下痢の症状は改善されず、逆に悪化して、薬は増え、向精神薬の薬も加わり、薬を飲まなくては起きられない体、常に体調がすぐれない状態になり、診断は、「鬱病ですね」。

そして、強い薬を飲みました。あの日、あの体の変化は忘れません。今思い返せば、食生活、薬、鬱病になる当たり前の生活をしていました。当時は（よくならないのは医者のせい）と、どこか責任転嫁までしていました。

鬱病になった後、妻の献身的な治療院散策のおかげで、ある治療家に出会い、体の外からの治療と、栄養、メンタルトレーニング、そして減薬、断薬を2年かけて計4年でやっと卒業できました。しかし、ごく稀に、猛烈な不安感、めまい、悪寒、冷汗、吐気などに襲われることがありました。

薬は飲まなくなりましたが、まだ様々な症状が出るということは、細胞内にはまだ、今までの日常生活の中で蓄積された『モノ』『薬』『思考』が残っているからだと捉え、何かよい方法はないかと探していたとき、その治療家の先生が30日のロングファスティングをしているのを思い出し、聞いてみると、「薬を止めてもう1年くらい経つので、そろそろやってみてもいいんじゃないか？」とアドバイスをいただき、ファスティングについていろいろ調べていくうちに、島田さんと出会いました。

以前から、治療家の先生に、山田豊文先生のことは伺っていたので、山田先生が推奨するミネラルファスティングについて島田さんのもとで勉強、実践しました。

初めてのファスティングで7日間、１７４㎝58㎏の身体が52㎏になりました。肌荒れ、喉の痛み、痔の手術後の熱感、唇の荒れ、水便、口内炎などについて書ききれないほど様々な好転反応が出て、さらに宿便もドッサリ出てスッキリしました。ファスティングは悪いところから修復されると聞いていたので、すべて思い当たる節があり、とても面白く感じました。

翌月、また、３日間のファスティングを実践しました。実際、体調はよく、３か月くらいかけて復食期を丁寧にやることで、体調はそのままよい状態を維持できました。痩せている人は栄養吸収がしっかりできずに痩せている場合がある、ということを聞いていたので、一時的な減量で、体重は元に戻りました。

肌質が変わった、咳喘息が治った、目覚めがよい。食事では素材本来の味と不自然な味がわかるように、そして臭いにも敏感になりました。その後、花粉症の症状がないことに気づき、さらには下痢も全くしなくなりました。また、鬱の症状も全く出なくなり、細胞からのデトックスを実感し、とても感動しました。

年に３、４回のペースであった発熱も、ファスティングを定期的にすることで、全くなくなり、以前は必ずもらっていた子供たちの風邪もうつらなくなりました。

また、体の声を聞けるようになったこと。これにも驚いています。

健康になって自然に笑顔が増えたせいか、家庭でも笑顔、笑い声が増えた気がしています。妻とは、以前より喧嘩をするようになりましたが、きちんと話し合えています。気持ち的にも余裕が生まれたから、以前よりも素直になれているから、よりよい関係になったのかと思っています。

病気をして、手術をして、お薬をたくさん飲んでしまって、そして治療家の先生に出会ったからこそ、ファスティングに出会うことができたのです。その時々では、もちろん辛い時間を過ごしましたが、ここに辿り着く過程だと、今ではありがたく思っています。

ファスティングのおかげで、体調の好転だけでなく、不思議と頭の中の何かがスッキリし、気持ちにも余裕ができて、物事の考え方、とらえ方、人生における大切なことを気づかせてくれました。まさに、心のデトックスですね！「幸せ」とは何か、ということまでファスティングに出会ってから考えるようになりました。

たった10日食べないだけで、こんなにも幸せな気持ちになれるなんて。

## 5　5歳からの偏頭痛、小学生からの花粉症が消えた⁉ 人はいつでもチャレンジで変われる！

鈴木　治子さん　47歳　愛知県　主婦

ファスティングと出会う前の私は、話題のダイエットは3日も続かない、減量はもちろん体質改善なんて自分には到底無理！　と思い込んでいました。甘いもの、特にチョコレート菓子や洋菓子系のこってりスイーツが好き。「3時のおやつ」など関係なく、ちょっとの隙間時間にも、ストレス解消として貪るように食べていました。そして、決まってその後は「またこんなに食べっちゃった…」という罪悪感に苛まれていたのです。

1年の中で春も秋もという筋金入りの花粉症と、頭痛（偏頭痛、肩こり頭痛、眼の疲れからくる頭痛）で、鎮痛剤は必ず持ち歩いていました。鎮痛剤を忘れたことに気づいたとたんに頭が痛くなってくるほどでした。

花粉症は、「花粉症」という言葉がまだあまり認知されていない小学生の頃から。偏頭痛も子供の頃からです。

あまりにも痛がる私を心配した母が、病院に検査に連れて行ってくれました。そのとき、看護師さんに、歳を聞かれて「５歳」と答えたのを今でも覚えています。小中高と、熱がないとどんなにつらくても早退できなかったため、頭痛でも熱が出ない私は、何度も、吐きそうな頭痛を抱えながら、半分朦朧としながら、必死ともいえる状態で帰宅していました。それほど酷かった！　花粉症も、頭痛もすべて薬で解決しようとしていました。

ファスティングについては、以前から知っていましたが、いつかはやりたい…と思っていたところ、島田先生との出会いで叶いました。ファスティングと出会って、まず、自分の意識がガラリと変わりました。ファスティングマイスターの講座を受け、多くの面で、いろんな意味で食に依存していた私は、これまでの、「食べないと元気にならない！」「食べて精をつける」「食べて治す」という常識がすっかり覆りました。

講義の中では、特に、「一生のうちで酵素の生産量が決まっている。酵素を使い切ったときに寿命が終わる」という項目がとても衝撃的でした。そのことが頭の片隅にあるので、無駄な消化酵素を使わないように、食べない時間をいかに伸ばすかを考えたり、空腹でぐぅ〜となったときの小さな達成感で少しうれしくなったりします。

そして、（どうせなら7日間やってみよう！）と思い、いざ始めてみると、もうすでに準備期間から頭痛が出始め、2日目くらいまでえらかったのですが、それを過ぎてからは、頭がスッキリと冴え出し、家事やその日の用事などがテキパキとこなせるようになりました。

さらに、前から読みたかった本を読む時間もできて、7日間で3冊読めました。もちろん、体重も目に見えて減っていき、もう何年も見たことなかったような体重計の数字には驚きました。体が軽くなっただけでなく、体の可動範囲も広がって、視界の中の何もかもが鮮やかに見えました。今までにはない感覚でした。

久しぶりに会ったお友達には、「若返ったね！」とか、「何か変わったね！　子供への接し方が…」（いい意味です）と、かなり驚かれました。

体重管理ができるようになったのはもちろんのこと、体の声を聴けるようにもなりました。子育てに追われる慌ただしい毎日ですが、今、自分はどんな状態なのか⁉　という体からのシグナルに気がつくようになり、それに対するケアをするようになりました。（どうせ自分なんか…）という身だしなみにも気を遣おうとしなかった自分が、いつの間にか、おしゃれを楽しむ自分に変わっていました。

これまで、いろいろなダイエットに手を出しては、1度も結果を出したことのない自分が、あんなに短期間（7日間ファスティング）で、しかも意外と簡単に減量成功したという事実が、本当に自信になってくれています。

何かに直面して、「できない」という思込みがなくなりました。何か迷ったときでも、直感で迅速な決断ができるようになりました。ちょっとした日常の瞬間でも、そのことが実感できています。人はいつでも年齢に関係なくチャレンジできて変われるんです。

私にとってファスティングとは、心身ともに1度にできる「リセット」です。

今がおいしければいい？　知らぬが仏？

わが子が、将来背負わなくてもいい苦労をするか、健康長寿を全うできるかどうかが、きょうの私のお買い物にかかっています。一家のお台所を預かる母として、私は、迷ったとき、そう自分に言い聞かせています。今、食べているものが、明日の体になりますから。

毎日のちょっとした積重ねが大きな違いを生むんですね。それが、自分にもよい結果として還ってきてくれるんです。

私の周りで、お肌トラブルや体重増加を含め、いろいろ体調不良に悩む方がいますが、1度ファスティングの観点からの食に対する知識を知ってファスティングを体験してみるといいのになぁ、とつくづく思います。

私が知ったこと、現代の食事情、それによっての体への影響、そしてファスティング。多くの人に広まっていくことを願います。世界中の人に、現代の食の現状と体への負の関係、ファスティングの効果が広まってほしいと思います。

## 6　寒さに強くなり、「不調で通院」もなくなった！多くの人にもこの感動を広めたい！

村田　恵美さん　45歳　千葉県　会社経営

「体形が元に戻ったけど何かしたの？」「世界中を飛び回り、いつも元気で体力がよく続くね～」―こんな言葉をよく掛けられるようになりました。ファスティングをしたことで、体重が減り、身体が動きやすくなりました。睡眠も短時間でも深くとることができるようになったのです。

私は、スキューバダイビングショップの代表とインストラクターとして、日々国内外のダイビングツアー等で出張が頻繁にあり、外食が多いのですが、年齢とともに代謝が落ち、外食が多いことは変わらないため、体重が増加し、体の動きも悪くなっており、体力が落ちたり、血行がよくないためか、肩こりや頭痛もするようになり、体が資本の仕事なだけに、自分自身の体調が心配になってきていたのです。

また、顧客も年齢層が高くなり、健康を維持していくために何か提案できないかと思っていました。それは、40歳を迎える頃からです。運動するためにスポーツクラブに入会もしましたが、出張が多いため習慣的に通うことができませんでした。

父は、大腸がんで6年ほど前に他界しましたが、発見したときは既に末期のステージ4で、家族内で話し合い、父の希望も尊重して抗がん剤治療をせず、痛みのみを取り除く治療を選択しました。その際に、様々な本を読み、体によい食べ物やファスティングに関しても知り、興味がありました。

その後、父は亡くなりましたが、偶然にも元同僚でもある島田さんのフェイスブックを拝見しました。すると、私も本等で読み、よいと感じていたことがまさに掲載されていました。関東でも説明会を実施するということもあり、知人という安心感からも参加し、共感しましたので受講を決めました。

初めは、固形物を摂らないことが本当に大丈夫かな？　という不安もありましたが、「３日間からスタートしてできると感じたら、さらに効果の高い１週間をしたらどうか？」という提案を受けて実践してみると、そんな不安はあっという間に吹き飛び、頭もすっきりし、自分の時間を有意義に利用することができ、１週間があっという間でした。

体の悪いものがどんどん出ていくことが体感でき、ドリンクも飲みやすく、１日何度もフォローや相談に乗って対応していただけることに安心感がありました。

健康を維持するためによいものを体に取り込み、定期的に悪いものを出して、身も心もすっきりさせて楽しく過ごすということがどれほど大切なのかを実感しました。

加工の少ない日本古来の食事や食べ物が、ファスティングをしたあとは非常に美味しく感じられ、食材そのものの味を感じて感謝できるようになりました。

さらに興味も大きくなり、紹介された様々な本をむさぼるように読みました。

体重が減り、寒がりだったのが、寒さにもだいぶ強くなりました。頭痛や肩こりもかなり軽減され、通院することがなくなりました。そのおかげで、心理的にも余裕が出るようになりました。

正しい知識として、顧客の皆さまにも自信を持ってお話ができるようになり、自分自身の健康についての不安も減少していき、さらに元気になれた気がします。

人生100歳といわれていますが、心身ともに健康な「健康寿命」が大切だと思います。人生は1度きりですから、できる限り楽しく前向きに生活したいですよね。そのためには、日々の食生活や生活習慣が非常に重要です。だから、ファスティングはとてもオススメです。

近年は、若い方も食文化が変わり、若いから元気ということもなくなってきていますよね。添加物ばかりの食べ物でなく、正しい知識を身に着けることも、とても大切だと思います。

ファスティングは、短期間で手軽に自分自身の身体をリセットし、本来のポテンシャルに近づけるための大切な手段として、今の私にとってなくてはならないものになっています。

## 7　抗がん剤治療の後に始めて驚きの結果に！思考が変わり、笑顔が増えた！

大坪　美里さん　34歳　福岡県　主婦

太り過ぎ、むくみ、体型コンプレックス、ネガティブ、だるさ、無気力、花粉症、朝起きられない、いつも何かに対する漠然とした不安、イライラ、自信を持てない自分が嫌い。実はこれ、ほとんどが小学生の頃からずっと味わってきたことです。書き出してみて、私自身もビックリです。

長年の体型コンプレックスで、過去には「ながらダイエット」「〜だけダイエット」、ヨガに通ったり、いろんなことを試してはみたものの、どれも長続きしませんでした。もちろん結果が出るわけがないのですが、自分はずっとこのままなんだ…と思い、卑屈になっていきました。

そして、自分の人生で最も衝撃的だったのは31歳になったとき。「乳がん」です。がん告知から、抗がん剤治療を始めました。それからというものの、忘れることが多くなり、自分が言ったことさえも覚えてなく、無気力にもなっていきました。

何をするにも、面倒、今は忙しい、後でしようなどと言い訳しては何事も続かない日々。アルコールの量は増えていき、自炊もせずに、外食続きでした。

夏が近づくと、今年こそは体を変えよう！　と思っても、長続きしたことは1度もありません。年々増え続ける体重に見て見ぬふりをしてイライラの日々。親や夫とよく言い合いをしたり、子供にも厳しくすることが多く、けっして優しい自分とはいえませんでした。

今までしてきた乳がん治療に疑問を持ちながらも、モヤモヤとした日々を過ごしていたときです。たまたま、友人がポロっと話したことがすごく気になり、（もしかしたら何か変わるきっかけになるかも!?）と思い、やってみることにしました。

その結果は、次のように効果観面、目覚めとともにファスティングの効果を次々と実感！

・準備期間をしっかり行い、ファスティング初日の朝を迎えると、目覚ましなしで目覚め、頭スッキリ！　で起きられたことにまずビックリでした。朝起きることが苦手、目覚ましでも起きることができなかったのに…。

・朝一、階段を楽々と降りることができたのも驚きでした。ただ、階段を降りるだけです。でも、これが私にとっては感動なのです。痛みも伴う、ひどい浮腫みで辛い毎日でしたから。

・25年間、悩みのタネだった花粉症。年々ひどくなるばかりだったのが、マスクをしなくてもよくなり、症状が出なかったことに驚きました。

・メニューを考えるのも、料理をつくることも苦ではなくなり、どんどん手が動いて、家事がものすごくはかどるようになっていき、夜中に抑えられなかった食欲もコントロールできるようになりました。

・気になる体重も少しずつ減っていき、体は軽くなりました。

そして…今だから話せることです。抗がん剤治療は完了していましたが、実は腋のリンパに気になるしこりが見つかっていたのです。

ファスティングをすることで、急に痛くなり、慌てましたが、数日後に痛みは治まりました。その後に見たら、しこりは小さくなっていました。

どれもこれも、驚くばかりです。

体だけでなく、心も整ってきた、笑顔も増えてきたのです。

「前はあんなになんでも忘れよったのに、最近はよく覚えとるやんね」と母に言われました。夫には、「心にゆとりができたね♪」と言われました。

脳も変わった、心も整ってきた、笑顔も自然に増えていたのです。イライラもなくなり、家族にも優しく接することができるようになりました。

今まで言い訳ばかりしていた自分が、いろいろと挑戦している自分に変わり、こんなに前を向いて、自信が持てるようになる日がくるとは思ってもみませんでした。やりたくてもできなかったこと、諦めていたこと、漠然とした不安を解消してくれて、ファスティングはさらに、人生を変えてくれました。

「ファスティングってきついんでしょ?」とよく聞かれますが、空腹を我慢する断食ではなく、体の準備をしっかりすれば、むしろ快適で、きついと思ったことは1度もありません。今となっては、こんなに素晴らしいものはないと心の底から思っています。

正しい知識、正しいやり方は、本当に大事です。

始めるきっかけは人それぞれですが、その人の思った以上の効果が現れるかもしれないので、ぜひ1度試して欲しいです。

私は、思った以上でしたので!、忙しい毎日で、自分のことを構ってあげられず、自分のことを後回しにしてしまう方にこそ、オススメだと思います。

9か月でマイナス9kgを達成しましたが、未だにリバウンド知らずです。

## 8 デトックス効果でアレルギーとの決別！ 内側からの「美」でコンテストグランプリ受賞、全国へ

黒川　有美さん　41歳　愛知県　主婦

中学生のときに花粉症を発症し、25歳くらいからは、汗をかいたり温泉に入ると全身が痒くなり蕁麻疹が出るように…。15年間、いろいろなことを試してきましたが改善せず、ここ数年では蕁麻疹の出方が年々ひどくなって悩んでいました。

半ば諦めていた私に、友人がファスティングの存在を教えてくれ、「花粉症が軽くなった」という体験談を聞いて、藁をもすがる思いでファスティングマイスター講座を受講してみました。

半信半疑だった私は、友人の体験談だけではすぐに信じることができず、ちゃんと科学的・医学的な観点から体に起こり得る影響、ファスティングの仕組みを知りたいと思ったのです。

受講して、まずは食生活がどんなに大切かということを再認識でき、今まで気をつけて取り組んできた食生活をもっと改善しようと思えました。食べることが人生の一番の楽しみの私は、３日間固形物を口にしないということが全く想像できず、空腹感を恐れるあまり、受講後半年間も実施に踏み切ることができませんでした。

友人たちの体験談を聞きまくり、とりあえずやってみないことには何も始まらない！　と、３日

間のファスティングをすることに。「7日間やるとすごい!!」とみんな口を揃えておっしゃるので、一応7日分実施できる分のドリンク等を用意して、3日間やってみた感覚で続けられそうなら7日間やってみようという軽い気持ちで臨みました。

やってみると、それは全くの杞憂でした。どうしてあんなに渋って、何を怖がってたんだろう！　もっと早くやればよかった！　空腹感がまるでないことに、心底驚きました。固形物を何も食べてないのに、ファスティングドリンクの美味しさと、満腹感にひたすら感激しました。

3日目の朝起きて洗顔したときのお肌のもっちり感、今でも忘れません。

4日目からは、もう、快調過ぎてあと何日間でもいけそう！　という感覚でした。

6日目には宿便が出だし、確実にデトックスして腸内がリセットされてゆくのを感じることができました。不思議と脳が冴え渡り、普段あまり視力がよくないのですが、遠くの景色がハッキリと見えるようになったのに驚いたのを覚えています。

そして、7日間のファスティングを人生初めて行った後、蕁麻疹がほとんど出なくなったのです!!　もう、にわかには信じられませんでした。

アレルギーを治したい一心で行ったファスティングですが、終わってみると5キロの減量に成功し、3人出産する前の体重に戻り、その後の継続した食生活の努力もあり、美しいSラインボディを手に入れることができたのです！　そして、嬉しいことは、それだけにとどまりませんでした。

2回目のファスティングは、グループファスティングの企画に参加し、仲間と共有しながら行う心強さ、楽しさを体感させていただきました。さらにはそこでの出会いが、私の人生を広く、より深いものにしてくれたのです。

一緒にファスティングを乗り越えた連帯感から、とあるコンテストに一緒にエントリーすることを誘っていただき、その方にお会いしてみたいという思いからエントリーだけしてみることに。ファスティングのおかげで心身ともに健康になり、心も明るく前向きになっていた私は、あれよあれよと書類審査、オーディションに合格していき、地区大会へ。そこでグランプリをいただき、ファイナリストとして全国大会に出場することになりました。

舞浜アンフィシアターという素晴らしい豪華絢爛なステージで、斎藤工さんの司会のもと、自分でも驚くほど堂々とステージに立て、楽しんでいる自分がいました。

全国でグランプリになることはできませんでしたが、今まで見たことのない景色を見ることができました。同時に、これまで出会った方々、励まし、支えてくださった方々に心の底から感謝の気持ちでいっぱいになりました。

ファスティングは、人生を大きく転換してくれる、素晴らしいキッカケをくれるものだと思います。今まで見たことのない、明るくキラキラした素晴らしい景色が見られますように。１人でも多くの方に、ファスティングの素晴らしさを体感していただき、幸せになって欲しいと願っています。百聞は一見に如かず。まずは、半日、１日、３日間…。できるところまでマイペースに、はじめの一歩、踏み出す勇気を。

# 第3章

# 私たちは食べたもので体ができている

# 1　赤ちゃんのときを思い出すことでわかること

## 味覚は遺伝する

「赤ちゃんのとき、何を摂って、1年でどのくらい大きくなりましたか？」。「私たちは食べたもので体ができている」という言葉にピン！と来ないとき、私はこういう質問を投げかけたりします。

生まれたとき2500g～3000g前後、それが1年後には1kgにもなります。倍率からすると約4倍。これは何でそれだけ大きくなったのかというと母乳です。お母さんのおっぱいだけで大きくなる、すくすく元気いっぱいに成長する。

では、赤ちゃんがお腹にいたときはどうでしょうか。受精卵は約1g、十月十日、1年もしないうちに2500～3000倍の体重になるということです。改めて考えると、人間の成長力に驚かされます。これはすべてお腹の赤ちゃんのことを配慮した、お母さんの愛情、「栄養」だけによるもので、これだけ大きくなっていきます。

また、食育は、母親のお腹にいるときからすでに始まっているとも言われています。母親が健康的な食べ物なら子どもも健康的な食べ物を好むようになり、ジャンクフード好きの母親からはジャンクフード好きの子どもが生まれてくるということです。「味覚は遺伝する」のです。

このように、人は食べたもので体はつくられていますので、小さいときに食べる内容というのは、よくも悪くも習慣になっていくという意味でも本当に大事です。これは、成人になってからも全く同じことです。食べているもので心も形づくられていきます。つまり、よいものを食べればよい体と心ができ、悪いものを食べれば悪い体と心ができます。

実は、こんなにもシンプルで当たり前のことなのです。それが、いつの間にか、記憶のどこか片隅に追いやられてしまいます。そしていつの日か、病気にならないようにと、薬を飲んだり、病院に通ったりするようになってしまいます。

「うちの子は○○しか食べない」「△△だったら喜んで口にするんだけど…」という声をよく耳にします。○○や△△が栄養的に優れた食べ物であればまだしも、実際には余計な脂肪や糖分が多く、ビタミンやミネラルなどが極端に少ない食べ物であることがほとんどです。こういう食べ物を最初に与える機会があるからこそ、子どもがその味を安全だと判断してしまうわけです。そのような機会を制限すれば、正しい味覚を身につけるのはそんなに難しいことではないように思います。

## 慢性的な不調は生活習慣病に基づく

今のあなたの体の状態はいかがでしょうか。それは、今までの食習慣、生活習慣によるもの。もしその不調が慢性的に続いていれば、そのほとんどが生活習慣病といってもいいくらいです。

生活習慣病なので、習慣が変わらなければ、いくら対処したとしても、以前に戻ってしまいます。

ダイエットではよくリバウンドという表現を使いますが、生活習慣病も同じです。一時的によくなったとしても、食習慣を変えなければ、体調不良のリバウンドをします。その不調の本当の原因は何であるのか？　その原因を取り除かなければ改善していきません。その解消がファスティングなのです。

## 2　体を変えるにはまず調味料を変える

**使う調味料を変える**

どんな食事にしていくか、どんな材料にするか。それにはまず、毎日使う自宅の調味料から変えることです。食材にいくらこだわったとしても、調味料がよくなければ台無しになってしまいます。

ここで変える調味料というのは、本物に変えることです。本物とは、

(1)　製法は、①昔ながらのもの、または②素材本来のよさが損なわないよう考慮したもの

(2)　食品添加物を一切加えられていないもの

これを本物の調味料と言っています。昔から調味料の基本は、「さ・し・す・せ・そ」という語呂合わせがあります。私が考える基本的な調味料は、砂糖から酒に替わり、みりん、油が加わります。

**●さ…酒**

「本物」の料理酒で、原材料は米と米麹だけで酒造会社の製造です。普通の日本酒との違いは、

米麹の量を増やして、アミノ酸を豊富にしているところです。それが料理のコクや旨味を引き出してくれます。風味づけ、臭み取り、素材を柔らかくすることもしてくれます。本物の料理酒は、そのまま美味しく飲むこともできます。

よく売られているものは、味の調整のために塩や甘味料などが含まれます。

砂糖が入ってないのは、精製糖についてのところに理由があります。簡単にいうと、糖は血糖コントロールの関係で避けましょうということです。どうしてもという場合は、まず白砂糖は避けます。白砂糖の製法は、黒砂糖→きび糖→白砂糖という精製過程で、黒砂糖は未精製でミネラルが含まれていてよいのですが、料理としては使いにくいという点があります。

また、サトウダイコンからつくられる甜菜糖は、オリゴ糖を含んでいます。オリゴ糖は、ブドウ糖などの「単糖」が数個繋がったものの総称で、甜菜糖に含まれているのは「ラフィノース」「ケストース」というオリゴ糖です。どちらもビフィズス菌など腸内の有用細菌の栄養源になる成分です。これらのことからも、きび糖や甜菜糖が、料理には使い勝手がよいといえます。

### ●し…塩

成分表示が塩化ナトリウムとしか表示してないものは避けます。これは、化学的に精製した塩だからです。

天然由来の塩には、多いもので十数種類のミネラルが含まれています。このミネラルは、栄養であるだけではなく、うま味の成分ともなっています。単なる塩化ナトリウムはしょっぱいだけですが、様々なミネラルを含んだ塩をなめると、独特のうま味を感じます。ですから、塩を選ぶ際には、海水をそのまま塩にしたようなもの、成分表にミネラル成分の表記があり、塩化ナトリウム以外のマグネシウムやカリウムなどのミネラルも豊富に含まれているものを選ぶことです。

岩塩も、もとは海水です。地層により海にはないミネラルを含むものがあり、産地によって特徴があります。海塩は、溶けやすくコクがあり、基本的にいろいろな素材に合います。岩塩は、溶けにくく塩辛さが強いため、しっかりめの味つけができ、スパイスに近い存在で、肉や魚のソテー・ムニエル・グリルなどに向きます。本物の塩、自然塩であれば、減塩はそれほど気にする必要はありません。

### ●す…酢

酢は、その原材料によって種類が様々ありますが、米酢の場合には原材料は米だけです。黒酢の原材料は玄米だけの「純米黒酢」です。他の酢にしても、本物は原材料1つです。そこで、どのような米を使用しているかもポイントにもなります。

良心的な酢の製造元の中には、どんな米を使用しているかを自社サイトなどで紹介しているところもあります。本物の原材料は1つだけですので、醸造用糖類や醸造用アルコール、砂糖などが原材料に入っているものは選択しないということです。

●せ…醤油（せうゆ）

醤油の原材料は、大豆、塩、小麦が基本です。天然醸造のもので、原材料に余分な材料が入っていないものです。

天然醸造というのは、1年以上熟成に時間をかけて自然熟成させる方法です。速醸という人工的に熟成させる方法の場合は、3週間～3か月で製品化されます。また、本醸造と表示してあるものもありますが、本醸造という言葉は定義があいまいなため、本物らしく見せるために使われている場合があるので注意が必要です。成分表示で確認してください。3つの原材料以外のものが含まれている場合は買わないほうがよいでしょう。

●そ…味噌（みそ）

味噌には、米味噌、麦味噌、豆味噌などがありますが、ここでは一般的な米味噌について述べます。味噌の原材料は、米麹、大豆、塩だけです。原則として、それ以外の原材料が表示されているものは避けたほうがよいでしょう。

白味噌や赤味噌の違いは、大豆の処理の仕方や麹の種類、熟成期間の違いによるもので、基本的な原材料は同じです。

やはり、醤油と同じように、天然醸造のものを選ぶことがポイントです。味噌や醤油、あるいは梅干しなどで減塩を謳った商品をよく見かけますが、ほとんどのものは塩を減らすかわりに、防腐剤や添加物が加えられているのでおすすめできません。味噌が悪い状態にならないのは、塩分濃度のおかげで塩が防腐剤代わりになっているからです。

### ●み…みりん

酒よりも、さらにバリエーションとして使いたいのが、日本古来からの調味料「味醂（みりん）」です。

製造法により、純米本みりん、本みりん（増醸タイプ）、みりん風調味料の3つに分類できますが、あくまでも純米本みりんになります。

その原材料は、もち米と米麴、米焼酎の3つです。原材料からもわかるように、お酒のように美味しく飲むことができます。江戸時代には夏バテ予防の栄養ドリンクとして、また寒い夜には寝酒として飲まれていました。料理に使うことで、コクや旨味を増す、照りを出したり、煮崩れを防いでくれたりします。

おすすめでないみりんには、醸造アルコールが入ってきます。これには、質の安定・発酵のコントロールに使う場合と、増量・安価に製造するためのいずれかの目的があります。

さらに、「みりん風調味料」には、原材料表記は米と米麴の醸造調味料、水あめ、醸造酢、酸味料、調味料（アミノ酸等）、食塩、人工甘味料などが入ってきます。いずれも、本物は瓶、そうでないものはペットボトルです。

●油

加熱料理にはオリーブオイルなど、加熱以外には亜麻仁油などを使います。

※後述の「「よい油」を摂れば、人生の好転が始まる」を参照してください。

## 3　「手づくり調味料」を調味料からつくろう

せっかく、安心安全で体をつくることの手助けもしてくれる調味料に変えても、ドレッシングやマヨネーズ、そばつゆなど、スーパーでのお買得商品でも買ってきたら台無しです。料理のつくり手の、努力の甲斐もなくといった状況になります。

ここでは、そういった、よく使うようなもの７つを紹介します。つくるような時間はないという人は、原材料を参考に購入してください。

ここから先は、オメガ３脂肪酸を積極的に摂る目的で亜麻仁油です（他のオメガ３系でも可）。

**◎和風だし…昆布、鰹節（本枯れ節）、干し椎茸、水**

本枯れ節は、製造過程で鰹節菌をつけ、熟成発酵させた鰹節です。そのため、うまみ成分が増していています。お財布が気になる方は荒節、いわゆる、よく売られているような鰹節でも塩を少々加えることで整えることができます。

**◎ポン酢…酢、醤油、みりん、和風だし**

**◎麺つゆだし…和風だし、醤油、みりん、塩**

**◎シンプルにつくるドレッシング**

・和風ドレッシング…亜麻仁油、醤油。これだけです。

・ごまドレッシング…亜麻仁油、酢、醤油、すりごま、豆乳、味噌（※卓上すりごま器が便利です）。

・青じそドレッシング…亜麻仁油、酢、醤油、大葉

・フレンチドレッシング…亜麻仁油、酢、塩、胡椒

・イタリアンドレッシング…亜麻仁油、酢、塩、胡椒、ポン酢

さらに、玉葱、酢、塩、胡椒、お好みでハチミツを加えても。リンゴや大根、ニンニクなどを加えたら、食物酵素や栄養も加わり、いろいろアレンジできます。

**◎タルタルソース…マヨネーズ、ゆで卵、玉葱、ピクルス、塩、胡椒**

**◎ケチャップ…完熟トマト、酢、すりおろし玉葱、にんにく、塩、胡椒**

**◎マヨネーズ…亜麻仁油、酢、塩、胡椒、卵**

ボウルに卵、酢、塩、胡椒を入れ、塩が溶けるまでよく混ぜ合わせた後、亜麻仁油を少しずつ加えて、その都度よく混ぜます。仕上げに酢を加えて、よく混ぜ合わせて出来上がり。

少しだけ手間がかかりますので、わが家ではマヨネーズはなくなりました。

市販のマヨネーズは、特に、トランス脂肪酸の含まれるものが多いので、成分表示をよく見ての購入ですね。

材料は、実にシンプルです。安全なものはシンプルで、それが長続きすることにも繋がります。基本調味料が既に厳選されたものであれば、それ自体にパワーがあり、あれこれ入れなくてもよいのです。

市販の、どこでも普通に購入できるようなものは、トランス脂肪酸、果糖ブドウ糖液糖、砂糖、食塩、人工甘味料、グルタミン酸ナトリウム（調味料（アミノ酸等））など、安い原材料で、多くの人が好むような味にすることができ、大量生産できるものがほとんどです。よくある市販のカレールーなども、トランス脂肪酸たっぷりで、多くの添加物が含まれていますので、可能な人はここでの考え方をベースに、手づくりカレーにチャレンジしてみてください。低カロリー、減塩、塩分カット、ノンオイル、ヘルシーというような言葉にも振り回されてはいけません。

また、醤油麹、塩麹、甘味に甘酒を使うなど、あなたが知識を得ることで、オリジナル調味料をいくらでもつくることができます。小さいお子さんがいる家庭では、一緒に楽しくつくればそれが食育にも繋がってきます。ぜひ、気軽につくってみてください。

## 4　精製糖は心身ともに変えてしまうもの

### 問題は炭水化物ではなく直接糖

「脳にエネルギーが回り、集中力が増す」「消化吸収がよく、すぐにエネルギー補給できる」「甘いものを口にすると幸せな気分になる」—そういった宣伝文句で、必要だと思われている人は多いと思いますが、砂糖は「百害あって一利なし」です。

砂糖は、血を汚してしまう性質があり、東洋医学でも陰性の食品とされており、摂り過ぎると細胞を崩壊させやすくなる、身体を冷やしてしまう、胃腸を弱らせる、ウイルスや細菌にも感染しやすくなる、アトピー・アレルギー、メタボの主原因、癌にもなりやすくなり、精神的にも人を狂わせるとも言われています。

中でも白砂糖は、精製する過程でサトウキビに含まれていたミネラルやビタミンなどの微量栄養素はすべて失われてしまうので、避けるべきなのです。

炭水化物といわれるのは、分解を重ねて糖になる間接糖ですが、砂糖は直接的に血糖値を上げる直接糖です。この直接糖は、体を多くの面で害することが様々な医学研究でわかっています。炭水化物の食べ過ぎはもちろん問題ですが、一番の問題は炭水化物ではなく直接糖なのです。ですので、食養生では、自然のまま丸ごと食べる「ホールフード」をすすめているわけです。

### 糖類の分類から考えるとわかりやすい

また、砂糖は、二糖類というのが、体に害になる理由の1つです。砂糖の主成分であるショ糖は、ブドウ糖と果糖がくっついてできている二糖類で、2つの分子を化学薬品により人工的にくっつけて精製した化学食品です。どんな糖でも、体内に吸収されるときは単体の分子の形に分解されるのですが、ショ糖はこのくっつきが強力なため、胃酸や酵素をたくさん使ってもなかなか分解されません。これにより、私たちの体内酵素はかなり浪費されてしまいます。

これだけ体内で分解されにくいということは、腸内や血管を傷つける原因になります。そればかりか、消化できずに腸に残ったショ糖は、悪玉菌や真菌などを繁殖させ、その結果、腸内の善玉菌が減少し、腸内腐敗やリーキーガットが進行する原因にもなってしまうのです。

### イライラ、キレやすくなる

消化吸収が早いので、砂糖が大量に体に入ると血糖値が急激に上がってしまいます。そして、それを下げようとインスリンが過剰に分泌され、逆に血糖値が下がり過ぎて低血糖になってしまうのです。低血糖が続くと、今度は、血糖値を上昇させようとアドレナリンが分泌されます。

アドレナリンは、興奮状態のときに放出されるホルモンで、出過ぎると、脳が正常な判断ができなくなってしまいます。イライラしたり、キレやすくなったり、暴力的になったり、眠れなくなったりもします。

キレる子供が多いと話題になっているのは、スナック菓子や清涼飲料水に含まれている砂糖が、子供たちの心身を狂わせていたと言ってもいいくらいです。手軽に食べられるから、子供が食べたがるからという理由で、親はつい与えてしまっています。気性が荒い子供にしたくない、心身ともに健康に育ってほしいという思いがあれば、避けていく必要があります。

## 白砂糖は骨も歯ももろくしてしまう

人間の血液は、中性に近いアルカリ性で保たれています。白砂糖は、酸性食品なので、大量に取り込むと、血液が酸性側へ傾こうとします。その回避、中和のために、歯や骨からカルシウムが溶け出して、体液を通常のＰＨ状態に戻そうとすること（恒常性）が自然に行われています。

つまり、「甘いものを食べると虫歯になる」とよく言われるのは、カルシウムが溶け出すことで歯そのものが弱くなってしまうからです。歯と同様に、骨からもカルシウムが溶け出すので、骨ももろくなってしまうということです。牛乳の飲み過ぎ、肉の食べ過ぎも同様なことが起こってきます。

## 「砂糖中毒」で様々な障害を引き起こす

糖類は、体内で分解されるときにビタミンＢ１を必要とします。他の食べ物から十分に摂っていない場合、ビタミンＢ１が欠乏して、疲れ、めまい、貧血、うつ、記憶力の低下といった障害を引き起こしてしまうのです。

ご飯や芋なども糖質を含みますが、これらはビタミンを含む野菜や海藻類と一緒に食べることが多いので、ビタミン欠乏を心配することはありません。でも、甘いものというのは、野菜と一緒に食べたりしません。だから気をつけなくてはならないのです。

直ちに影響はなく、食べ続けることで甘味に慣れ、次第に増えていき、止められなくなる、依存性がある「砂糖中毒」。甘いものを止めることで、実際に体調がよくなった人を、私はこれまで何十人と見てきました。甘いものが大好きで、体調がすぐれないという人は、とりあえず甘いものを絶ってみることです。

## 直接糖の過剰摂取は血糖値の乱高下に問題がある

料理として使いやすい砂糖の代用としては、キビ糖や甜菜糖を紹介しました。そのほかには、メープルシロップ、羅漢果などミネラルが含まれた糖類を選んでください。くれぐれも摂り過ぎないように気をつけてください。いずれも直接糖で、血糖値の乱高下があるからです。

食後の眠気、倦怠感などを誘引し、集中力を阻害します。それによって仕事や運動のパフォーマンスも低下します。この血糖値の乱高下が体に様々な悪影響を及ぼすことも近年の研究で明らかになっています。もちろん、量の問題でバランスが必要です。調味料の糖よりはむしろ、スイーツの食べ過ぎに要注意です。

ハチミツは、少し別格になります。美味しい家庭医薬品とでも表現されるほど、身体に対する効用がたくさんあります。養蜂場・養蜂家の顔が見えるもの、ミツバチの環境、原産地名や原料名、採蜜花名など、本物のハチミツを選んでください。

料理での味の整えとしては、日本古来のものである本みりん、甘酒（麹からつくるもの）です。直接糖は、完全に排除することはできなくても、知識を持っていれば、意識して控えることはできるはずです。

## 5　減塩ではなく、精製塩ではなく、「よい塩」にする

### 減塩は健康によい？

スーパーに行けば、減塩醤油・味噌と様々な減塩ものが並んでいます。テレビをつければCM、ネットでは減塩調味料セットまでも売られています。高血圧の人は、医師から必ず減塩を言われます。これだけ減塩と言い続けられれば、それが健康によいと疑わないでしょう。

現在、１日の食塩摂取量を６ｇとか８ｇを目標にしながら、「味が薄い」「美味しくない」と食べている人もいるかと思います。でも、実は、減塩は、意味がないどころか、逆に健康に悪いことが少しずつ知られてきました。

### 塩分摂取量は血圧とは関係ない

１９６０年に、米国のルイス・ダール医師が提唱した食塩摂取量と高血圧を関連づける論文が減塩の始まりといわれています。特に、日本の東北地方の塩分摂取量と高血圧患者の多さが示され、塩分が原因という仮説を立てました。しかし、後年この調査条件が不明確で科学的に正しいとはいえないとされますが、ダール医師の「仮説」が「真実」と誤解されたまま現在に至っています。

明確に異議を唱えたのは、高血圧研究の権威としても知られる元名古屋市立大学の青木久三教授です。１９８４年、青木教授は、「高血圧の犯人は塩分の過剰摂取」と結論づけたジョージ・メーネリー博士（１９７２年・米国）のラット実験に疑問を感じ、塩分の「摂取」ではなく、「排泄」と高血圧との関係性を調べました。その結果、「塩分摂取量は血圧とは関係なく、高塩分でも体外に排出できれば血圧は上昇しない」としてメーネリー説を覆しました。

さらに、１９８８年には、米国ノースウエスタン医科大学のスタムラー医師が食塩摂取量と血圧の関係について厳密な調査を行った結果、「食塩摂取量と高血圧の関係はないか、あっても弱い」という結論に達しました。しかし、この結果は表舞台には出ていません。

実は、西洋医学では、高血圧の原因がはっきりわかっていないのが現状です。原因が特定できない高血圧は、「本能性高血圧」と呼ばれていますが、実は高血圧症患者の95％がこちらに該当します。

要するに、原因が明確でないにもかかわらず、その一方で塩分の摂り過ぎが問題視されているのです。減塩の根強いニーズがあるために、メーカーは減塩ものの製造販売をし続けているということです。

### 問題は塩分よりも「ナトリウム」の摂り過ぎ

塩の本当の問題は、ミネラルを含んだ天然塩が戦後失われていったことにあります。日本政府は、１９７１年、海の汚染や低コストを理由に、塩田を廃止して、もともと砂漠地帯の海水淡水化や工業用の塩をつくるための技術だったイオン交換膜透析法を全面導入しました。塩業近代化措置法を発令しての国策です。これにより純度99％を超える塩化ナトリウムが「食塩」として定着することになります。そして、1997年に塩専売法が廃止され、製造販売輸入が自由化されて現在に至ります。

海水には約90種ものミネラルがあると言われていますが、この製法では完全に排除されてしまい、これは「塩」ではなくただの塩化ナトリウムにすぎません。問題はその、純度99％を超える塩化ナトリウム「精製塩」「食卓塩」の摂り過ぎということです。

99％塩化ナトリウムという純度の高い精製塩は、薬と同じで、身体に異物として働きます。特に、外食産業で使用されている塩は、精製塩であることがほとんどですので注意が必要です。

**塩不足で体内で起こること**

人間の体液は0・9％の塩分濃度（生理食塩水と同じ）に保たれていて、ナトリウムとカリウムによって調節されています。塩の主要成分であるナトリウムは、細胞外液（血液やリンパ液）を構成しています。それが他の物質と連動することで自律神経を安定させ、心臓の動きを保っています。

塩が不足することで、消化液が少なくなり、消化不良を起こしたり、食欲が減退することがあります。胃液などの内臓の消化液が、塩に含まれる塩化ナトリウムの塩素からつくられているからです。体がだるいなどの疲労感の蓄積なども引き起こす可能性があります。「低ナトリウム血症」という病気があり、ひどい場合には、頭痛や錯乱状態を発したり、昏睡状態に陥ったりする危険性もあり、心臓の動きに問題を起こすこともあります。

大事なのは、塩の摂取をむやみに減らすことではなく、「どんな塩を摂ればいいか」です。精製塩を直接なめると塩気のみですが、天然塩ではそれ以外の複雑な味わいが感じられます。これは、マグネシウムが旨味やコクを、カルシウムが甘味を、カリウムが酸味を感じさせるからです。ミネラルをそのまま残している天然塩であること、やたら減塩しないということが大切です。だからといって、もちろん摂り過ぎはよくないので、バランスを見ていきましょう。

## 加齢とともに血圧が上がるのは自然なこと

年をとれば血管は硬くなり、加齢とともに血圧が上がるのは自然なことです。高血圧の原因として挙げられるのは、①ストレス、不安、②アルコール、運動不足、睡眠不足、③高血糖、閉鎖不全弁膜症、慢性貧血、腎動脈狭窄などの病気があります。

診察や健診で高血圧とされるほとんどの人は、①と②です。②の病気が原因の人はごく一部です。仕事が忙しすぎれば労働環境を改善したり、食事や飲酒、運動不足など生活習慣を見直したりすればいいのです。原因を取り除かずに薬で下げても、また血圧は上がってきます。

そのため、薬の量を倍にしたり、複数の薬剤を併用したりするようになります。飲み続けることによって、めまいやふらつきを起こしたり、脳梗塞になるリスクが高まったりすることも確認されています。

## 6　食品添加物はやはり避けたい！　3つの理由

### 食品添加物の複合的摂取

食品添加物のおかげで、私たちの食生活は便利で豊かになっています。流通させる中で、腐ったりカビが生えないためにも、食品添加物を加えることで酸化を防止したり、カビを防止したり、味を均一化したり、様々な働きがあり、恩恵もあります。

ただ、基本的には、「非常食」ととらえていただきたいのです。非常食で食べる分には問題ないですが、現代の問題はこの食品添加物が常食化しているわけです。

「食品添加物の神様」とも呼ばれる安部 司氏によると、日本人は1年間に4kgの食品添加物を摂取している計算になるといいます。1日にして11g。もし、4kgの食品添加物を目の前で渡されて、これを1年で飲みきってください、と言われたらどうでしょう。それが食品になると摂れてしまうので問題なのです。

もちろん、食品添加物に関しては、研究機関が安全性試験をしているわけです。その上で人間に対してでもこのぐらいなら問題ないだろうということで供給しているわけです。

しかし、いちばんの問題というのは、試験は単一の種類でしかしていないことです。本来の食品、加工食品というのは、数種類以上の食品添加物が入っています。多いものでは菓子パンなどで10数種類、かなり多いのはカレールー、コンビニ弁当、肉の加工品などで20種類以上、原材料表示を見れば確認できるものもあります。

それを考えたら、私たちが食品添加物を複合的に摂取した場合の試験、そういった基礎研究というものはやられていません。つまり、数種類以上の添加物が入った場合に、体内にどのような悪影響があるかまでやっていないので、安全性試験というのは、どこまで信憑性があるかというと、疑問を持っています。

肉の加工品は避けたい食品です。ベーコン、ハム、ソーセージ、魚肉ソーセージなどには、添加物が特に多く、中でも亜硝酸Ｎａ（発色剤）が要注意です。これは、肉に多く含まれるアミンという物質と反応して、ニトロソアミン類という物質に変化することによって、強い発がん性に変わります。

ニトロソアミン類は、酸性状態でできやすい物質のため、亜硝酸Ｎａを含んだハムやベーコンなどを食べると、胃の中で生成される可能性が高いのです。また、加工肉自体にニトロソアミン類が含まれていることも。発色剤フリーのものを選ぶか、肉の加工品ではなく、良質の肉にすることです。

## 添加物に関する３つのポイント

添加物に関しては、次の３つのポイントを把握しておきましょう。

①　活性酸素を発生させてしまう
②　腸内環境を変化させてしまう
③　ミネラルを排出させてしまう

この大きな3つを押さえておけば、食品添加物がなぜ悪いかがわかってきます。

## ①　活性酸素を発生させてしまう

化学的につくられた医薬品というものは、もちろんいろんな恩恵もありますが、こういった人工的な化学物質というのは基本的に肝臓によって代謝され、解毒されます。

未加工の食品を食べている場合は、肝臓に負担というのはほとんどありませんが、医薬品や食品添加物の多い食品を常食化していくと、やはり肝臓に負担がいきます。

それが1年に数回とかであればよいのですが、現代人はやはり毎日のように加工食品に頼ることが多くなっています。

それが常食化して、365日、肝臓にフルで活動させてしまうと、そこで無駄なエネルギー分子やATPが排出されます。

さらに問題は、活性酸素を生んでしまうということなのです。特に、活性酸素をたくさん生んでしまうと、ミトコンドリアの機能が落ちてきます。活性酸素を発生させるというのが、いちばんの問題になるわけです。

### ②　腸内環境を変化させてしまう

乳化剤は、マーガリンとか乳製品、そしてパンとか、あらゆる食品に含まれています。この乳化剤は、腸内環境、特に腸内細菌叢に変化させやすいと言われています。このように添加物というのは腸内細菌叢を変化させてしまい、そして悪玉菌も増えやすいということになります。

例えば、トレハロースというのは、基本的には天然甘味料なので、問題ないとされていたのですが、これも腸内環境を変えてしまうようです。腸内細菌の中で、ディフィシル菌という悪玉菌を増やしてしまうという基礎研究が報告されています。

人工甘味料は、活性酸素を発生させやすいこともありますが、さらに腸内環境を変えてしまいます。腸内細菌叢が変わると、それによってインスリン抵抗性が起こりやすいという報告があるので、やはり、よくないということになるわけです。

添加物というのは、腸内環境を変化させて、私たちの腸内細菌叢を変えてしまう。そうすると、当然、私たちの全体の代謝に影響が起き、炎症を起こしてしまうという問題が起きるということになります。

### トクホだからといってよいものとは限らない

例えば、トクホ（特定保健用食品）の炭酸飲料水がありますが、確かに食物繊維が入っていたり、1つの原材料においてはよいものが入っていたりするのです。ただ、その製品を全体で見たときには、人工甘味料が数種類含まれていたりします。
トクホは、1つだけの成分にフォーカスしているわけなので、炭酸飲料水にかかわらず、原材料表示の全体を見て、選べる力が必要です。

### ③ ミネラルを排出させてしまう

これも大きな問題です。添加物は、ミネラルの吸収を阻害させたり、ミネラルは余計に排出させてしまう、そういった働きがあるという報告があります。

例えば、pH調整剤は、これはミネラルをキレート（捕まえて捨てる）する力が強いです。マグネシウム、鉄、亜鉛などをキレートして、排出させやすいのです。亜鉛も食品添加物に弱いミネラルの1つですが、例えば、増粘剤とか結着剤、品質改良剤、ゲル化剤、こういったものは亜鉛をけっこう排出させるといった論文報告もあります。

鉄に関しては、うどんなどに含まれている「加工デンプン」が問題です。これは、鉄や亜鉛をたくさん排出しやすいのです。そういった働きがあるので、うどんをよく食べる女性は、特に気をつけていただきたいのです。鉄不足に陥る可能性があるということもあり、私はこれを問題視しています。

他には、「リン酸塩」です。これは、「pH調整剤」という名前でも表示され、ガムベース、イーストフード、かんすい、そういったものによく含まれています。このリン酸塩というのは、やはりミネラルをキレートしやすい化学物質です。これも注意する必要があります。

このように食品添加物は、私たちが無意識のうちに、いつの間にか悪さをしていることになります。これが1日とか、年に数回とかであれば全然問題ありませんが、こういった食品添加物がいっぱい入った食品「非常食」を常食化している、ここに大きな問題があるわけです。

また、この加工食品の問題というのは、単に添加物だけの問題ではなく、やはり、ビタミンやミネラルが非常に少なくします。それによって、栄養があると思って食べていたけど実はほとんどなかった、ということはよくある話です。

炭水化物、たんぱく質、脂質、これらは加工により消化吸収がさらによくなりますので、ある意味、加工に恩恵もあります。ところが一方で、ビタミンやミネラルというのは、加工の時点で、かなり少なくなるのです。加工食品の問題というのは、そこにもあるわけです。

## 7　知らない間に摂っている悪い油「トランス脂肪酸」

### トランス脂肪酸

「もしも冷蔵庫にマーガリンが入っていたら、今すぐ捨てましょう。なぜなら心臓病や糖尿病といった現代病の原因となる最悪の油だからです」これがトランス脂肪酸のキャッチフレーズです。

トランス脂肪酸は、ほとんどが加工や加熱など人工的に手を加えたときに生じます。多量に摂り続けると、動脈硬化、排卵障害などのリスクを高める、ＬＤＬコレステロールを増やして心臓病を誘発するなど様々の悪い働きをします。

毎日の食事でトランス脂肪酸が体の中に入ると、私たちの体はそれを分解・代謝しようとそのために、大量のミネラルやビタミンを消耗します。そればかりか、老化やがんの原因になる活性酸素をたくさんつくる、ほかの重要な脂肪酸の機能を妨げるなど、様々な悪い働きをするのです。代謝ができず、そのまま内臓脂肪として蓄積され、太りやすくもなります。

## 細胞膜に影響を及ぼすトランス脂肪酸

中でも怖いのは、トランス脂肪酸が、細胞膜に直接、悪影響を及ぼすということです。細胞膜の構造や働きが弱くなってしまうのはもちろん、細胞に必要なものが流出してしまったり、逆に有害物質が侵入しやすくなってしまうのです。

これが全身の細胞で起こることを考えれば、健康でいられるはずがありません。それだけでなく、トランス脂肪酸は細胞膜の構造を不安定にするため、インスリン分泌がうまくいかないようになり、血糖値を上げ、糖尿病も引き起こします。

最近は、妊婦に糖尿病が増加しているそうです。胎児のためにも、食事でのトランス脂肪酸に注意すべきです。

また、トランス脂肪酸は、脳にも非常に有害です。脳の活動に必要な酵素を破壊し、注意欠陥障害、注意欠陥多動性障害（ＡＤＨＤ）などを引き起こす大要因になるという論文もあります。

脳と油は、密接につながっています。なぜなら、脳の60％は脂質で構成されているからです。あまりに危険なので、２０１５年には、アメリカのＦＤＡ（食品医薬品局）が、食品に含まれるトランス脂肪酸を3年以内にすべて禁止する処置に踏み切ったほどです。

一方、日本では、比較的トランス脂肪酸の摂取量が少ないとして、いまだ野放し状態です。けれども、日本で癌や心臓病が増えていることと、トランス脂肪酸が規制されていないこととは決して無関係ではないと思います。

**トランス脂肪酸は加工食品と揚げ物に注意**

トランス脂肪酸は、不飽和脂肪酸が変化したもので、主な条件としては次のような場合があります。

①　液体の油に水素を添加して、固形にする場合

②　液体の油を高温で揚げたり、炒めたりする場合

①は、マーガリンとショートニングです。これらは、バターや生クリームの代用品として植物油を加工してつくられたもので、非常に安価につくることができるため多用されています。パン、菓子パン、ケーキ、クッキー、コーヒーフレッシュ、カレールー、マヨネーズ、ドレッシング、インスタント食品、冷凍食品、アイスクリームなどにあります。

マーガリンが体によくないことは知られるようになってきましたが、それでもまだトランス脂肪酸に注意を払う人は少ないように思います。スーパーにたくさんのマーガリンが売られているからです。買う人がいるから、メーカーはつくります。

日本では、食品ラベルにトランス脂肪酸の有無を表示することは義務づけられていません。そのため、お菓子やケーキ、パンなどにマーガリンやショートニングが大量に使用されています。知らない間にたくさんのトランス脂肪酸を摂取している恐れがあるのです。

原材料名をチェックして、「マーガリン」や「ショートニング」「ファットスプレッド」「植物油脂」「加工油脂」と書かれていれば、トランス脂肪酸が入っていると考えていいでしょう。

②は、高温で調理されたとんかつや唐揚げ、フライドポテト、フライドチキン、ドーナツ、ファストフードなどの揚げ物です。

欧米型の食事は、調理の際、油に熱を加え過ぎる傾向があります。そのため、多くの場合、トランス脂肪酸に変化してしまっています。

## 酸化した油にも注意する

「過酸化脂質」という油も避けてほしい油です。空気中の活性酸素によって酸化された脂質で、体内に入ると、細胞を傷つけ、体内の活性酸素も増やし、炎症をつくり出します。

時間の経った揚げ物、使いまわしの揚げ油、スナック菓子、インスタント食品などは過酸化脂質を多く含む食品の代表です。スーパーの閉店間際、半額のシールが貼られた揚げ物の特売品、買っていませんか？

## 8　油を変えることがあなたの体を細胞レベルで変える

ひと昔前までは、油はなるべく摂らないほうがいい、胃がもたれるし太る原因だ、カロリーが高い、コレステロールが高いからなるべく量は減らそう、というようなスタンスでした。

最近では、スーパーへ行ったら、いろんな種類の油が売られています。少しずつ認知されてきて、今では取る量から質の時代に変わってきました。日々の食生活の中で、どういう油を摂るのがいいのか。油の質の重要性は、いろいろある中でも特に大事なことは、細胞膜の材料として機能しているからです。

### 細胞膜の状態が今のあなたの体の状態

人間の体は、約37兆個の細胞が集まってできています。その細胞の1つひとつが生きていて、それが集まって、1人の人間を形づくっています。

1つひとつの細胞は、細胞膜という膜で覆われていて、細胞膜の材料がリン脂質二重層という「油」なのです。細胞を覆っている膜は、細胞が生きていくために必要な栄養素を取り入れます。食べた物が消化され、吸収されて、最終的には細胞膜を通り、細胞内に入り、そこで栄養素が使われて機能していくわけです。逆に、細胞が生きていく中で要らないもの、老廃物（有害物質なども）が溜まっていきます。この老廃物が細胞膜を通り、外に出て排泄されていくわけです。

つまり、細胞膜というのは、細胞が必要なものを中に取り入れて、要らないゴミを外に出すという「境界の役割」をしています。これが細胞膜の主な機能になります。

## 細胞膜は油の質によって働きが変わる

細胞膜は、どんな油でできているかによって、働きが変わってきます。悪い油でできていると、細胞膜の機能は低下し、よい油でできていると細胞膜の機能は上がります。つまり、悪い油を摂ると、必要なものが入ってこなくなり、要らないものが出ていかなくなります。よい油を摂ると、必要なものが入ってくるようになり、要らないものが出ていくようになります。だから油は重要なのです。

人間の体は、すべて細胞でできています。細胞すべてが細胞膜という油で覆われていて、この機能が正常かどうかで、人間の体の機能すべてにかかわってきます。もちろん、健康にも美容にもかかわっています。すべてがこの油にかかっているといっても過言ではありません。

今、油の質を問われているのは、今を生きる現代人の、摂っている油のバランスが非常によくないということです。だから、これだけ病気の人が増えたり、体調のよくない人が多いわけなのです。摂る油のバランスを見直すことで、体の機能が変わります。つまり、体の状態がさらによくなっていくということです。それを可能にしていくのが、オメガ３飽和脂肪酸という油になります。

## 9「よい油」を摂れば人生の好転が始まる

よい油とは何かという前に、まず、油、脂肪酸の種類について触れておきます。

脂肪酸には、「飽和脂肪酸」（常温では固まる脂）と「不飽和脂肪酸」（常温でも固まらない液体の油）があります。飽和脂肪酸は、バター、ラード、ヤシ油、パーム油、ココナッツオイル、肉の脂身などに多く含まれる、主に動物性の脂です。

不飽和脂肪酸は、化学構造によって次の３つに分かれます。

・オメガ３脂肪酸（α―リノレン酸、ＤＨＡ、ＥＰＡ）
・オメガ６脂肪酸（リノール酸）
・オメガ９脂肪酸（オレイン酸）

これらの油の中で、オメガ３とオメガ６だけは人間の体の中でつくることができないので、食べ物から摂らなければなりません。そのため「必須脂肪酸」と呼ばれています。

### 「オメガ3」と「オメガ6」のアンバランスで不健康になる

必須脂肪酸なので、オメガ３とオメガ６を含む油をたくさん摂ればいいのかというと、それぞれ体内では全く別の働きをするので、バランスが大事になってきます。
◎理想の割合　オメガ3：オメガ6＝1：4
◎現状の割合　オメガ3：オメガ6＝1：50
といわれています。

これは、日本人の台所事情と外食傾向は食の欧米化が進んでいることで、バランスが大きく崩れ、オメガ6を摂り過ぎているという現状です。

必須脂肪酸のアンバランスは、身体に炎症が起こりやすくなるという問題があげられます。オメガ6に偏った食事は、体内で炎症が過剰になることでアレルギーを促進します。オメガ6のリノール酸には、血液を固める作用があり、これも出血した際の止血などには必要ですが、その摂り過ぎにより弊害が出てきます。この作用が異常に強まることにより、血栓がつくられやすくなる、そのために、脳梗塞や心筋梗塞など、血管系の病気のリスクを高めることです。

このバランスの乱れが、多くの疾患や不健康の原因をつくっていたのです。特に、お伝えしたいのは、オメガ6に偏りがちになると、細胞膜を硬くします。つまり、柔軟さがない細胞膜になり、健康や美容上の問題が出てくるのです。

オメガ6脂肪酸は、コーン油、大豆油、サラダ油、ごま油、ひまわり油、グレープシードオイル、サフラワー油、紅花油、綿実油、月見草油などの植物油で、摂り過ぎ注意ということです。

## 「オメガ３」に期待できるおもな働き

つまり、オメガ６の植物油は、必須脂肪酸ながら、現代人は摂り過ぎている、リノール酸過多になってしまっているので、できるだけ摂らないようにしながら、オメガ３を意識して毎日摂っていこう、ということです。

オメガ６は細胞膜を硬くするのに対し、オメガ３は細胞膜を柔らかくし、細胞膜は細胞内に栄養を取り込んだり、老廃物を排出したり、細胞同士の情報を伝達したり、有害物質の侵入を防止したりする重要な働きを持っています。

オメガ３は、私たちの健康と美容にとって、とても重要なかかわりがあります。オメガ３脂肪酸は、亜麻仁油（フラックスオイル）、しそ油、えごま油、インカインチオイル（グリーンナッツオイル）、青魚やくるみ、ナッツなどに含まれる油です。

オメガ３の主成分は、「α‐リノレン酸」で、植物の中で亜麻仁油が最も多く含まれています。そして、体内に入ったα‐リノレン酸は、同じオメガ３脂肪酸のＤＨＡやＥＰＡに変換されます。青魚に多く含まれている脂肪酸が、ＤＨＡやＥＰＡです。青魚、すなわちサバ、イワシ、アジ、サンマなどに多く含まれていますが、毎日食べるのは大変な点、亜麻仁油は手軽に摂ることができます。

オメガ３は、成長期の子供の視力や脳、骨の発育を促す栄養素で、アレルギーを抑える働きなどもあります。気分を安定させて、中性脂肪を分解する働きもあることから、イライラ、メタボ対策にもなります。

また、集中力が上がったり、頭の回転が速くなるとも言われています。神経伝達を早めるので、運動のパフォーマンスを上げるだけでなく、血管も柔らかくして血流もよくなり、疲労回復にも効果があります。

さらに、脂肪蓄積の予防や糖尿病予防にも効果があり、腸内免疫を改善させる働きや、高血圧、動脈硬化、アルツハイマーの予防にも繋がります。

**オメガ3に期待できる主な働き**

オメガ3に期待できる主な働きを列挙すると、次のようになります。

・脳の健康を維持する（アルツハイマーなどの予防、知能向上）、骨の健康を維持する。
・あらゆる炎症を抑える（アトピー、リウマチ、副鼻腔炎などの予防）。
・神経疾患を予防する（うつ、統合失調症などの予防）。
・スポーツ選手の持久力向上とケガの予防。
・生殖機能の予防、不妊症の予防、心臓病の予防、肥満の予防、ガンの予防など。

**「亜麻仁油」を意識して摂れば人生の好転につながる**

良質な亜麻仁油は、オメガ3のα-リノレン酸が豊富に含まれています。未精製のコールドプレス（低温圧搾）、光を通さない遮光瓶に入っているオーガニック、無農薬のものを選ぶようにしてください。えごま油やしそ油でも、この条件を満たしていることです。

中でも標高の高い、平均気温の低い地方で栽培された亜麻仁油は、特にハーブ性に富み、ビタミンも豊富で、オメガ3のα-リノレン酸を多量に含有しています。

亜麻仁油は、酸化しやすいので、加熱せずにサラダやスムージー、納豆、豆腐、味噌汁などに入れたり、既にできた料理にかけて使います。量は15g（スプーン1～2杯）を目安に毎日摂ってください。開封後は劣化防止のため、必ず冷蔵庫で保存です。

**加熱料理で使うオイルは「オメガ9」**

亜麻仁油が加熱には向かない油に対し、加熱料理に使う油としてはオメガ9が適しています。オメガ9脂肪酸は、オリーブオイル、菜種油（キャノーラ）、米油、アルガンオイル、アボガドオイル、アーモンド油、椿油などの油です。

オイルの選び方は、未精製のコールドプレス（種類によっては昔ながらの製法のもの）、オーガニック・無農薬で栽培され、紫外線の影響を受けにくい遮光瓶であることがポイントです。

オリーブオイルに関しては、「エキストラバージンオリーブオイル」を選ぶことが基本ですが、世界的に偽物が多く出回っている情報があります。加えて、オーガニック認証があること、自社生産・自社瓶詰であることを条件に選んでください。

## 10 好きなもの、体にマイナスは「中毒」、プラスは「よい習慣」になる

私たちが、普段、口にする食品の中には、薬物ほどではないものの、確かに依存症をもたらすものがあり、それによる肥満や生活習慣病の急増が、世界的に問題視されています。

その中毒性から新しい言葉が生まれています。それが、話題の「マイルドドラッグ」という中毒です。

その中毒は、急激に心身を壊すということはありません。しかし、長い時間をかけてじわじわと体を蝕み、やがて認知症や脳卒中、心筋梗塞など命にかかわる病気を引き起こすことがあるとされています。

マイルドドラッグで最も警戒したい点は、本人も周囲も中毒に陥っている認識がないということです。代表格は砂糖です。人工甘味料、精製塩や化学調味料、油（トランス脂肪酸）、炭酸飲料などども中毒性をもたらします。

また、小麦は、麻薬と同等の中毒性を指摘されており、私の中では「健康のためにはできるだけ避けたほうがいい食品」になりました。

ジャンクフードなどは、脳に直接的においしいと感じさせる刺激的な食材に毒されています。これらは、精製度の高いものほど中毒のリスクが高くなり、人体に影響を及ぼします。

**マイルドドラッグは精製されたもの**

玄米より白米、黒糖より白い砂糖、塩であれば海水からナトリウムだけを抽出した食塩のほうが中毒性は高くなります。未精製の物は、中毒性はそれほど強くはありません。

これらのマイルドドラッグを子供の頃から食べていれば、大人になる頃には「中毒」です。精製されたものに慣れているので、中毒回路ができてしまうわけです。

よいのは、赤ちゃん時期、精製されていない離乳食、自然に近い食べ物で始めるべきです。中毒をそのまま放置しておくと、老化が早まり、生活習慣病のリスクが高まり、脳卒中、心筋梗塞、認知症のリスクが跳ね上がってしまうのは間違いありません。

**こんな人は「マイルドドラッグ中毒」です**

次に列挙するのは、「マイルドドラッグ中毒」の症状を呈しているともいえましょう。

**・イライラすると甘いものが食べたくなる**

砂糖中毒の始まりかもしれません。甘いものの摂り過ぎは、心臓病や糖尿病、虫歯、骨粗鬆症を招いたり、あなたの笑顔まで奪っていきます。

**・ラーメンを食べずにはいられない**

脂と塩、化学調味料、小麦の４つの中毒です。ラーメンは、老化を促進し、心筋梗塞や脳梗塞、認知症のリスクを高めます。全く食べるのを止めるのは、ラーメン好きの人には酷だと思いますが、せめて、スープを全部飲み干さない、ラーメンを食べる頻度を今までより減らす努力が必要です。

**・食事のひと口目はご飯から食べてしまう**

ご飯を先に食べると血糖値が急上昇します。そして、動脈硬化リスクが高まり、食後の眠気も誘います。食べる順番を変えて、まずは野菜から食べる、ゆっくりとよく噛んで食べるなど、食べ方を工夫しましょう。

**・カレーライス、丼物、ラーメンライスがランチの定番**

白米は、糖質そのもの、砂糖中毒ということも。昼食は、定食物、蕎麦にするなどの見直しをしたほうがよいでしょう。家庭では、白米から玄米や分づき米、雑穀米にしていくことです。

**・無性にチョコレートを食べたくなるときがある**

市販大手メーカーのチョコレートとなると、砂糖と油のダブル中毒は否めません。砂糖量がいちばん多い製品が多く、植物油脂と書かれたトランス脂肪酸含有のものが多く見受けられます。本物のチョコレート、クーベルチュールチョコレートに出会ってください。

**・甘い炭酸飲料水を週に2〜3回飲む**

砂糖中毒とカフェイン中毒のダブル中毒です。炭酸飲料水に限らず、甘い缶入り、パック入り、瓶入り飲料は、砂糖のかたまりと言っても言い過ぎではありません。安心安全な100％ジュースを炭酸水で割るだけで、砂糖中毒が回避できる手づくり炭酸ジュースの出来上がりです。

**・ハンバーガーやドーナツをよく食べる**

ジャンクフード中毒でもあります。脂肪や塩分、砂糖、小麦の摂り過ぎを招きます。子供をハンバーガーショップへ連れて行って、食事代わりにしてしまわないことです。子供のときの習慣はずっとついてまわります。こだわり食材で手づくりしてみましょう。

**糖質との向き合い方**

身体の中で、余分な糖とタンパク質が結びついてタンパク質が変性、劣化してAGE（終末糖化産物）という名の老化物質を生成する反応を糖化といいます。

このAGEは、分解されにくく、蓄積は肌や髪、骨など全身の老化を進行させ、さらに体調不良や様々な病気（糖尿病、高血圧、がん等々）の温床にもなります。

抗糖化対策としては、調理方法を考えることが1つです。加熱せずに生で食べられるものは食べ、「ゆでる」「煮る」「蒸す」などAGEの発生をおさえられる調理法も意識し、揚げ物、焼き物、炒め物といった料理ばかりに偏らないこと。

電子レンジを使用した食品、シリアル、スナック菓子など、パリッとした食感の「高AGE食品」も摂り過ぎないことです。

また、糖質制限や炭水化物抜きダイエットにも気をつけなければなりません。

糖質は、そもそも人間の体に必要なエネルギーです。糖質を制限してしまうと、人体の維持に必要なエネルギーをタンパク質や脂質で賄うことになります。糖エネルギーが不足すると、それを補うために、体は自分の筋肉を分解してアミノ酸に変えていきます。結果、筋肉量がどんどん減り、骨粗鬆症の原因になります。

また、そのような食習慣で、血管に悪玉コレステロールが溜まっていき、血管が傷んだり、老化が進んだりして、脳梗塞や心筋梗塞を起こす可能性が高まっていくのです。

こういったことからも、バランスが悪くなってしまうために、糖質制限、炭水化物抜きダイエットといった極端な食事はおすすめできません。どちらかというと、中毒性のある小麦（グルテン）を抜く、「グルテンフリー」ということで後述しています。

## 体にプラスの「よい習慣」にしたいもの

よい習慣にしたいものの基本といえば、本物の調味料を使うことや出汁を摂ること、カロリー計算よりもできるだけ加工の少ない「生きた食べもの」を摂ることですです。

日本古来からある発酵食品などもよい習慣にしたいものです。例えば、麹を使ったもの。塩麹や醤油麹、そして砂糖の代わりに麹を使う。麹は、甘みがあり、天然の菌をつくっているもので、アミノ酸やブドウ糖のバランスがよく、甘酒は素晴らしい栄養源です。これらを好きなものにして、よい習慣にしてください。

また、ファスティングで腸内環境を一掃し、細胞からキレイにすることで、感覚もリセットされることで、中毒的なものは自然と避けるようになり、体によいものが習慣になっていくでしょう。

## 11 「まごわやさしいっす」で食べる順番も意識しよう

体が喜ぶ理想の食事内容、食材は、バランスのよい和食の「まごわやさしいっす」＋玄米です。

「まごわやさしいっす」

・ま…豆類、豆腐、納豆や味噌などの大豆発酵食品
・ご…ごま、くるみ、ナッツなどの種実類
・わ…わかめ、昆布、もずくなどの海藻類
・や…野菜
・さ…良質な魚（特に小型の青魚）
・し…しいたけ、なめこなどのきのこ類
・い…じゃがいも、さつまいもなどの芋類
・っ…漬物、植物性発酵食品、梅干し
・す…酢の物、クエン酸、手づくりドレッシング

●「ま」豆類

豆類は、植物性たんぱく質、ビタミン、ミネラルが豊富に含まれています。そして、豆類の中で

も大豆は、特に発酵したものでできるだけ食べてください。

これは、大豆にはフィチン酸という成分が、ミネラル等の栄養成分の吸収を阻害してしまうため、大豆製品を食べるとミネラルが吸収されにくくなります。このことから、女性の健康に関して何冊かの著作のあるジョン・R・リー博士は、「大豆を食べたい女性は、味噌、テンペ、納豆だけに限定する」ようすすめています。

「豆腐は、魚などのタンパク源、および海藻や昆布などを食べることで、結合ミネラル（束縛されたミネラル）を補えば、食べてもよいでしょう」と述べています。

このフィチン酸は、玄米にも含まれており、水に長時間浸して、発芽させることによって分解されますが、大豆の場合は分解が難しいようです。

●「ご」ごま

ごま、くるみ、ナッツ、アーモンド、ぎんなんなどの種実類には、たんぱく質、脂質、ミネラルがたっぷり含まれています。活性酸素を抑える働きもあります。

●「わ」わかめ

わかめ、昆布、ひじき、海苔、もずくなどの海藻類は、ビタミンやミネラル、たんぱく質が豊富で、水溶性食物繊維も多く含まれており、善玉菌のエサになり、腸内環境をよくしてくれます。

●「や」野菜

緑黄色野菜、淡色野菜などは、ビタミンやミネラルが豊富です。最近は、季節の野菜でも1年を通して食べることができるようになり、季節感がなくなってしまいました。同じ野菜でも元々の旬の時期には栄養成分が豊富なので、意識して季節ものを摂るのがいいでしょう。

●「さ」さかな

大型魚は避け、小魚、青魚のアジ、イワシ、サンマなど。ＤＨＡ・ＥＰＡが多く含まれるオメガ3、タウリンなどが豊富。血液サラサラ、脳の活性化、疲労回復、腸内環境改善効果もあります。

●「し」しいたけ

しいたけ、なめこ、まいたけなどのきのこ類は、ビタミンやミネラル、食物繊維の宝庫です。カルシウムの吸収を助けるビタミンＤも豊富。ただし、カンジダ菌の増殖が認められる人は、摂り過ぎに注意が必要です。

●「い」いも

じゃがいも、さつまいも、里芋、山芋などの芋類は、糖質や食物繊維、ビタミンＣが豊富です。特にじゃがいものビタミンＣは、加熱しても壊れにくく、様々な調理に向いています。

## ●「つ」漬け物、植物性発酵食品

食物繊維も一緒に摂れる植物性乳酸菌が腸内環境を整えます。糠漬け、しば漬、野沢菜漬、つぼ漬、ショウガ漬など、それぞれの地域で伝わってきた多種多様なものがあります。

ただし、市販の廉価なものは、添加物や化学調味料主体のものが多いので、塩やぬか、麹、昆布などシンプルな材料で漬けた本物の漬物を選ぶようにしてください。

最近では、豆乳ヨーグルトも普及してきました。ヨーグルトメーカーを活用することで、自宅でも簡単につくることができるのでおすすめです。

## ●「す」酢の物

酢は、日本古来からある発酵調味料の1つ。血糖値や血圧を抑えたり、内臓脂肪を減らしたり、血管の老化防止という働きがあります。手づくりドレッシングの活用で気軽に摂ることができます。

## ●玄米

玄米の胚芽やぬか層には、残留農薬が蓄積されており、普通に栽培された玄米ではなく、無農薬・無化学肥料栽培の玄米を選びます。

食べづらいという場合は、ミネラルを残した「分づき米」、全く初めての場合は7分づきから始めるのがよいかと思います。玄米より栄養分は少ないですが、白米よりは栄養分があり、玄米より食べやすいです（玄米→3分づき→5分づき→7分づき→白米）。

1日で全種類を摂れるように意識します。食べられなかったものは、翌日に食べることで取り戻すといった意識を持つことです。「摂れなかったもの＝十分に摂れない栄養素があった」ということです。

1日2食にするなど、少食に変更することはおすすめでもありますが、食事回数を減らすだけでは、栄養欠乏になりますので、これらを十分に摂っているかが大切になってきます。

**食べる順番を意識して食べる**

食べる順番も意識していきましょう。

食事が並んでいたら、何よりも先に生野菜を食べます。生ものから口にすること。サラダや酢の物など、生野菜を使ったメニューを先に食べ、最初に酵素を取り入れて、消化と吸収をよくしておきます。生食を先に食べることにより消化酵素が入り、後に入る食べ物の消化の手助けをしてくれます。

そういった意味では、サラダから運ばれてくるコース料理は理にかなっています。酵素ということから考えると、食べたあとに眠気におそわれる人は、食べ過ぎによる酵素不足が原因です。

なお、肉料理や油っこい料理、炭水化物を食べ過ぎると消化酵素を大量消費するため、注意が必要です。

# 12　よく噛んで食べることはよいことしかない

## よく噛んで食べることの効用は

「よく噛んで食べましょう！」という言葉。多くの人が耳にしている言葉です。

なぜそれがよいのか、なぜよく噛んでたべないといけないのか、改めて確認すると、食べ物をしっかり噛むことによって、唾液や胃液という消化酵素が余分な量を使わなくて済む、少ない量でも消化することができるということです。

消化酵素を少なく抑えることによって、他の代謝にエネルギーを回すことができるため、体が楽になったり、元気になったり、代謝酵素のメリットを活かせます。また、よく噛んで食べることにより、胃酸の分泌が増え、ミネラル吸収もよくなり、体の中に摂り込まれていきます。

逆に、胃酸が少ないと、ミネラルの吸収率が落ちてくるということです。そして、タンパク質の消化吸収も上がるために、代謝も上がっていきます。

タンパク質は、しっかり噛まないでいると、未消化の食べ物が体の中に長時間残ってしまい、アンモニアが発生して、それを解毒するために腎臓、肝臓の負担になります。つまり、よく噛んで食べることによって、未消化の食べ物も残らなくなるために、腸内環境がよくなります。

よく噛むことで、貧血も改善される傾向にあります。貧血の方は、ヘモグロビンが少ないということですが、ヘモグロビンは鉄を含んだタンパク質です。鉄の吸収も胃酸が分泌されないと吸収率が落ちます。タンパク質もしっかりと消化吸収してあげないと、体の中で不足していく傾向になりますので、しっかり噛むことによって、鉄の吸収も上がり、タンパク質の吸収も上がり、そうして、貧血も改善される傾向にあります。

胃酸の分泌があることによって、赤血球をつくる上で大切になってくるビタミンB12の吸収率も上がります。細胞の中でＤＨＡをつくったり、エネルギーをつくったり、解毒する物質をつくったり、という働きがあります。

また、よく噛んで食べることによって、ハッピーホルモン、セロトニンの分泌も上げてくれる、副交感神経がしっかりと働いてくれる、より胃酸の分泌もよくなってくる、胃もたれもしにくくなる、というメリットばかりです。

よく噛まない人、早食いの人は、それらのことがしっかり行われないために、「身体への負担が大きい」ということが言えます。

**よく噛むことの8大効果「卑弥呼の歯がいーぜ（ひみこのはがいぜ）」**

よく噛むことの効果は、次の8つに集約されます。

- 「ひ」…肥満を防止（満腹中枢に働きかけて食過ぎを防ぐ）
- 「み」…味覚の発達（美味しさがよくわかるようになる）

・「こ」…言葉の発音がはっきり（はっきりとした言葉になる）
・「の」…脳の発達（噛むことは脳を活性化する）
・「は」…歯の病気予防（虫歯や歯周病になりにくくなる）
・「が」…がん予防（唾液の効用によってがんを予防できる）
・「い」…胃腸の働きを促進（胃腸の負担を軽減する）
・「ぜ」…全身の体力向上と全力投球（力一杯仕事や勉強ができる）

## フォーカウント鼻呼吸咀嚼法

ただし、噛むといっても、吸収率が上がる噛み方があります。昔から30回は噛みましょうとか、形がなくなるまで噛む、というのもあります。それらも有効ですが、もう1つおすすめの方法は、「口を閉じて鼻で息をしながら噛む」、鼻呼吸を「意識しながら」食べることです。

具体的にいいますと、口の中に食べ物を入れ、4回鼻呼吸しながら噛む、その後に飲み込むというのが「フォーカウント鼻呼吸咀嚼法」の手順です。

早食いの人は、口に食べ物が入ったときに、口呼吸のために息が苦しくなってしまうから、すぐに飲んでしまうのです。息を吸って吐いて1回になります。

鼻呼吸を意識する食べ方、それに加えて、噛んでいる間は箸置きに箸を置くということも早食い防止には有効なので、合わせて試してみてください。

# 第4章　ファスティングを始める前に知っておきたいこと

# 1　酵素はファスティングと密接な関係にある

酵素の働きの理解は、ファスティングの理解を深めることであり、今後の健康や寿命にも大きく関係してきます。

人間の生命活動において欠かせない酵素は、約2万種類を超える体内酵素の存在がわかっています。これは、栄養学から見た酵素研究の第一人者、アメリカの医師エドワード・ハウエル博士が提唱した「酵素栄養学」の考え方です。「人間は、生まれながらに体の中に酵素を持っており、酵素は一生のうちに生産量が決まっている、酵素を使いきったときに寿命が終わる」と言われています。

そのため、この酵素をどれだけ上手に使うかということが大切になってきます。実際に加齢とともに酵素の生産量が減っていることは、データで明らかになっています。

**体内でつくられる酵素は消化酵素と代謝酵素**

体内でつくられる酵素は、消化酵素と代謝酵素です。

消化酵素は、食べた物を吸収しやすいよう分解するための酵素で、でんぷんを分解するアミラーゼ、脂質の分解をするリパーゼ、肉などタンパク質を分解するプロテアーゼという酵素が働いています。

代謝酵素は、消化酵素が栄養素に分解したものを、体の中で働かせるために働く酵素です。

**代謝酵素の４つの働き**

代謝酵素の働きは、主に次の４つです。

・新陳代謝…吸収された栄養素を体中の細胞に届けて、有効に働く手助けをします。
・デトックス…毒素を汗や尿の中に排出します。有害物質の除去に役立ちます。
・自然治癒力…体の悪い部分を修復し、病気を治す力です。
・免疫力…ウイルスなどから体を守る力です。

**１日で使える酵素量は一定**

１日で使える酵素の量は一定です。したがって、特定の場所で特定の酵素が大量に消費されると、体のほかの部分で必要な酵素が欠乏します。大量のアルコールを飲み、肝臓でアルコール分解酵素が大量に使われると、胃腸で消化吸収に必要な酵素が足りなくなるということです。

病気で身体を修復する必要がある場合、代謝酵素が働き、消化酵素の働きが弱くなるため、食欲がなくなるのは体の自然な反応なのです。

このことから酵素は、原型の体内酵素が先につくられ、必要に応じてつくり変えられ、必要な場所で使用されるということです。

## 消化酵素として大量に使えば代謝酵素は少量しか使えない

1日に必要な体内酵素が一定量あり、必要に応じて消化酵素や代謝酵素に変わるということは、例えば1日で使える体内酵素が全部で10とした場合、消化酵素を7使えば、代謝酵素としては3しか使えません。しかし、消化酵素を2しか使わないなら、代謝酵素としては8も使えるということになります。

そのため、分子栄養ファスティングの場合は、消化酵素を使う固形のものは食べずに行うため、代謝酵素としてほとんどすべてが使えるということになります。つまり、ファスティングによって代謝酵素を最大限に活用することにより、デトックス、新陳代謝、自然治癒力、免疫力が上がっていくということです。

## 消化酵素をたくさん使う行為

日常生活で、消化酵素をたくさん使うほど代謝はおろそかになり、寿命にも関係してくるということです。

消化酵素をたくさん使ってしまう行為は、食品添加物やトランス脂肪酸、ファストフード、ジャンクフードなどの消化しにくいものを口にしたり、暴飲暴食をしてしまうことです。

日常的に摂り続けてしまうことで、免疫力の低下に繋がってしまい、不調の原因にもなるため、食事は加工度が低く、なるべく生で摂ることが、消化の面でのメリットになります。生の食品は、分解酵素を含んでいるからです。このことを食物酵素といいます。

**食物酵素という食べ物から摂れる酵素**

私たちが食べている食材にもともと入っている酵素で、生野菜、刺身、発酵食品などに含まれているのが食物酵素です。

体内にある酵素の生産量は有限で、過食の現代人は使い過ぎてしまっているため、新鮮で安全な食材から食物酵素を摂ることは大変重要になります。ただし、酵素は熱に弱い性質を持っているため、加熱料理をすると壊れてしまいます。

## 2　現代のファスティングに専用ドリンクが必要なワケ

分子栄養ファスティングは、ファスティングの効果と栄養療法の両方を兼ね備えた、生理学的にも根拠のある方法です。現代のファスティングには、専用ドリンクを使います。

専用ドリンク使用の大きな目的には、デトックスがあり、体内の有害重金属（有害ミネラル）を体外へ追い出す役目があります。

鉄やカルシウムが不足すると貧血を起こしやすくなったり骨が脆くなったりするといわれますが、こうしたミネラルを必須ミネラルといいます。骨や歯などの人体の構造材料になる、体の発育や新陳代謝を調節、また新陳代謝に関与する酵素の働きを助けるなど、必須ミネラルは人間の生命維持に欠くことができない役割を担っていますが、他にも大切な役割があります。それは有害重金属の吸収を妨げたり、排出を促す働きです。

## 有毒重金属をキレートする必須ミネラルたち

人間の体は、本来、有害物質の解毒や排出する仕組みを備えていますが、栄養バランスが崩れたり、有害物質が増えてくると、その排出が追いつかなくなります。

そこで、有害重金属などを体から排泄させる働きのある必須ミネラルを補給し、排泄を助けるのが、ファスティングデトックスです。

水銀の場合は、カルシウム、マグネシウム、亜鉛、セレンなどが排出を促進するミネラルです。カルシウムや鉄には、カドミウムの吸収を抑え、その毒性を弱める働きがあります。セレンには水銀と結合することによって無害化する働きがあります。亜鉛とカドミウムのように、特定の必須ミネラルと有害ミネラルの間には、互いに干渉し合って、一方が多くなると他方は少なくなるという関係が成り立っています。

このように、必須ミネラル、有害重金属には、それぞれ特性があり、その特性を考慮して、蓄積している有害重金属の排出を促進するために、考えられた配合の必須ミネラルを体内に入れていくものが、「ファスティングドリンク」というわけです。

### 有害物質排出と体内吸収を考えた製造工程

必須ミネラルの元となっているのは、厳選された野草、野菜、果物であり、それをどのようにしたら体への吸収率がいちばんよいのかも考えられ製品化したものがファスティングドリンクです。数が多ければよいというものでもなく、配合が大切です。体内に吸収されやすいように乳酸菌や酵母菌の力を借り、発酵熟成することによって、低分子化しています。

この発酵熟成期間も、長ければよいというものでもありません。期間が短すぎれば、発酵熟成不足で、人体に影響を及ぼすショ糖成分が残っている場合があるので、菌にとって、いちばん適した熟成期間に設定されています。

### 体内へ栄養素を満たしていくことも

また、もう1つの役目として、体内に蓄積していた有害重金属の排出後は、細胞への必須ミネラル補填に回ります。

それにより、今まで体内では足りていなかった必須ミネラルが、細胞へ次々と満たされていきます。

そうして、体にとって必要な栄養素が満たされていくために、さらに細胞は本来の機能を取り戻し、活力が増していくことになります。つまり、体全体が元気になっていくということです。安心安全が健康に繋がっていく理由がここにあります。

### ファスティングドリンクの始まり

ファスティングドリンクの始まりは、杏林予防医学研究所、山田豊文所長が1985年、アメリカの最新の栄養学を身につけるために渡米、そこでヒントを得て、帰国後すぐに独自開発した日本初のファスティング用のドリンクでした。

スポーツ選手や芸能人といった著名な方々に対し、食事とともにこのファスティングを行うようにアドバイスしたところ、これまで何をやっても回復しなかった体調が劇的によくなったり、競技パフォーマンスが大きく向上していったという経緯があります。

後に、特別顧問としてお迎えし、アドバイスのもと、分子整合栄養医学をベースにしたファスティングメソッドを、私ども協会で体系化し、今日に至っています。

そして、山田氏の監修のもと、私ども協会推奨のファスティング専用ドリンクが開発され、使用された多くの方々に喜んでいただいています。

## 3　ファスティングドリンクの質で結果は変わる

現代においてのファスティングは、ファスティング専用ドリンクによっても結果が左右されてくるということを前述しました。

期間中、空腹感もなく、快適に過ごせるかどうか、デトックスの体感があるのかどうかなどもドリンクが大きくかかわっているといっても過言ではありません。

さて、ここから先は、ご理解いただきやすいよう、私が普段からお客さまへも、自身としても使用している「クリスタルザイムＫＡＬＡ」（ＫＡＬＡ）の紹介とともに、例を上げてお伝えしていきます。

発酵ドリンクということで乳酸菌ですが、ヨーグルトは単一の菌で乳酸発酵させていますが、ＫＡＬＡの場合は、約50種類の植物性乳酸菌および酵母で発酵させています。

私たちの腸内細菌は、いろんな種類があり、そこにいろんな種類の乳酸菌を入れることによって、それがエサになり腸内細菌が活性化し、それによって腸内環境がよくなっていくということです。

ファスティング中は、１日２４０㎖前後、それでたくさんの植物性乳酸菌を摂ることで腸内細菌が活性化し、腸内環境の改善に繋がっていきます。

それは、33種類のハーブ（野草）、例えば次のものがベースとなっています。

・ドクダミ…解毒作用、抗菌作用、抗ウイルス、抗酸化作用、腸内環境改善、むくみ解消
・ヨモギ…解毒作用、肌質改善、冷え・低体温改善、血行促進、自律神経安定、鉄分豊富
・ウコン…胆汁分泌促進作用、コレステロール分解作用、抗炎症作用、鎮痛作用、
・アカザ…健胃作用、滋養強壮、下痢止め、利尿作用、喘息、高血圧・動脈硬化予防
・スイカズラ…解毒作用、解熱作用、抗炎症作用、抗菌作用、利尿作用、美肌効果

そして、無農薬、自然栽培の33種類の野菜とフルーツ、コラーゲンの生成にかかわるシリカ、メ

ディカルフルーツと呼ばれているパパイヤも酵素配合し、美容によいと言われている葡萄、スイカ、イチゴ、トマト、ニンジンなど野菜や果物を一物全体でまるごと使用し、1年以上の発酵熟成を経て、乳酸菌の力で栄養素を低分子化させたドリンクです。低分子化させることで栄養素をくまなく吸収できるということです。

そして、安全性でいうと、350種類の食品安全検査、放射能検査、残留農薬検査をクリアしています。保存料、防腐剤、安息香酸系添加物、人工甘味料、着色料、香料は一切不使用で、安全性にこだわった一切薄めていない100%原液になります。

いろんな種類が混ざっているため、ドリンクの色は黒です。味は、野草が多く使われていますが、そういった味はなく、ベリー、柑橘系のフルーツ酵素と、金時ショウガ酵素をさらに配合していることで、フルーツに黒糖が混ざったような味わいです。体の中から温まるような感覚で、飲みやすいと好評です。

そこにファスティング効果を高めるマグネシウム、L-カルニチン、酵母エキス、MSMを配合しています。特に、マグネシウムは重要で、エネルギーに変えていくために、体内の酵素の働き700〜800種類以上にかかわっています。

ファスティング中にマグネシウムをしっかり摂るか摂らないかで効果が変わってきますし、普段から意識して摂ることも大切です。

L-カルニチンは、脂肪をエネルギーに変える働きがあります。これが不足していると、せっかく脂肪を分解しても、それを燃やすことができません。その場合、脂肪はまた体脂肪に逆戻りしてしまうのです。

酵母エキスという表記のシステインペプチド（一般的にはグルタチオンと言われている）が入っているのですが、解毒と抗酸化、アンチエイジングの主役になります。これがあることで、より解毒が促進され、抗酸化作用も高くなります。

ＭＳＭ（メチルスルフォニルメタン）は、グルタチオンの材料になり、コラーゲンの合成を促進させます。アメリカでは美容サプリメントにＭＳＭが入っています。

このようにＫＡＬＡは、解毒、抗酸化（アンチエイジング）、血流改善、代謝アップといったものを目的としてつくられたファスティングドリンクになっているわけです。

ファスティングにおいて解毒は大切です。ファスティング中は、オートファジーという細胞の中の大掃除が促進されて、それによって水銀などの重金属の排泄、デトックスが高まります。血中にある毒素、細胞内にある毒素、両方を外に出していくことが大事になってきます。

そして、細胞の中から細胞の外へ（血中）に出した毒素は、胆汁という分泌物を介して、小腸、大腸を巡って、そしてお尻から出すのが便のデトックスになっていくのです。

ただし、胆汁は、腸管循環といって、分泌された90～95％は再吸収されてしまいます。つまり、排泄できるのは5～10％と少量なのです。それ以外の残りは再吸収されます。老廃物で出したもの、毒素は、また吸収されていくわけなのです。

したがって、食物繊維を入れることによって、食物繊維に胆汁をからめて、よりお尻からの排泄量を増やしていくというような仕組みにしています。

人によっては、食物繊維の作用で、腹痛のない水便が多く出ます。それによって胆汁をどんどん出しているので、デトックスに繋がっているのです。そういった考えのもとでKALAはつくられています。

また、ファスティング中だけではなく、普段から飲むことで、解毒栄養素、ミネラル、食物繊維とたくさんの乳酸菌によって、体内のクレンジング、アンチエイジングやダイエットに役立てられます。

※KALAは、カウンセリング商品扱いとなっており、購入だけの販売はしていません。カウンセリングが伴う場合と、カウンセリング済みの方のリピート商品としての購入が可となります。

## 4　ドリンク選びでここだけは押さえたいポイント

分子栄養ファスティングでは、デトックスと栄養面から見て、厳選された原材料をもとにした発酵ドリンクを飲みながら進めていきます。

発酵ドリンクは、約60種類の野草や果物、野菜、約55種類の乳酸菌と酵母を酵素の力によって1年以上発酵熟成させたもの。添加物不使用、外部機関に依頼した品質検査をパスして、全く薄めていない100%原液の、ファスティング専用につくられたものになります。

　ところで、このようなドリンクは、たくさんあり、ありすぎてどれがよいのかわからないという人が多いかと思います。「酵素ドリンク」ということで売られているものが数多くありますが、その中でよいものもあれば、これだったら飲まないほうがいいというものも実はあります。

　あまり参考にならないのは、通販サイトのランキングが1位、レビューがたくさんある、街中でよく広告を見かける、芸能人がCMをやっているなどは、その都度私は調査してきましたが、ドリンクの質とはほとんど関係ありません。

　そこで、ファスティングドリンク選ぶ際に、安心安全で結果を出すためにここだけは押さえておきたいポイントを3つ紹介しておきます。

## ①「原液100%」であること

ファスティングドリンクは、発酵させてつくるのが大きなポイントです。低分子化して、腸からの吸収率を高めるためです。

　この発酵は、昔ながらの製法の味噌や醤油と同じで、かなり時間を要します。いいものでは1年以上、発酵させています。つくり手側としては時間がかかるため、コストがかかります。

　それを時短で大量生産して、コストを下げようとすると、薄めるのです。その分、栄養素も薄まってしまいます。薄めてしまっているかどうかを見分ける方法は、原材料に異性化糖の「果糖ブドウ糖液糖・ブドウ糖果糖液糖やシロップ」などのものが入っていないかどうかです。

## ②「食品添加物不使用」であること

着色料や保存料、人工甘味料が使われているものもあります。ファスティングの大きな目的は、デトックス。つまり、普段の食事などで入ってきてしまう余計なものを外に出すということです。そういったものを出したいときに、余計なものを入れるということは本末転倒です。ファスティング中は、解毒のために肝臓が働くのですが、添加物を摂ってしまうと、肝臓に余計な負担をさせてしまうことになります。それだけでなく、身体にとっては害になることもあり、不調を起こす原因にもなりかねません。

食品添加物は、原材料欄の「／（スラッシュ）」以降で書かれているものになります。

## ③「ファスティングをサポートする成分」が入っていること

具体的には、次のようなものがファスティング向けのドリンクに入っていることで結果が違ってきます。

・マグネシウム…ファスティング中の代謝酵素の働きをサポートする
・L‐カルニチン…体脂肪が燃焼するときに必要になってくる成分
・MSM…硫黄を含有していて、酵素や細胞をつくる上で必要になる成分以前、ファスティングマイスターの協会主催で、推奨しているドリンクの工場見学に行ったことがあります。どんな環境で、どんな人たちが、どのようにつくっているのか見させていただきました。原材料を厳選し、高い技術力で品質にこだわってつくられているのです。ドリンクそのものの確認はもちろんのこと、製造元なども、どのような思いでつくっているのかも参考にするとよいでしょう。

## 5　減量はダイエット思考よりデトックス思考がうまくいく

ファスティング効果の1つとして、ダイエットがあります。減量目的でファスティングを行う人がより上手に体重を落としていくには、考え方、思考が大事になってきます。

デトックス思考の人は、普段は毒を極力入れないようにする習慣を心がけています。毒とは何か、それを食べ続けるとどうなるのかまで知識としてあるために、スーパーで商品を手に取っても、裏の成分表示を確認して、体に不必要な食品は買いません。もし、買って食べたとしても、身体が綺麗になっているために、以前美味しく感じていたものが、美味しいと思わなくなっているのです。

以前と同じような好みで買って食べてみて、やっぱり後悔した！　というのが私自身もあります。そういったデトックス思考が備わっていると、ファスティング中は、毒をできるだけ出したいという気持ちで臨みます。

それに対して、ダイエット思考の人は、普段は食べたいものを食べながらも、食べることで太るという気持ちを持ち合わせているので、食べることに心の奥で少し罪悪感を持っていたりします。そして、食べるのを制限したり、時には食事を抜いたりもします。スイーツ、添加物や人工甘味料、小麦などの糖質、トランス脂肪酸を多く含むものなどの摂取が多いのが、ダイエットを繰り返す人の特徴です。

これらは、中毒性があるため、やめられないし止まらない状態になってしまっています。それをリセットするのが、ファスティングなのですが。そして、ファスティングのときは、体重だけに目を向けてしまっています。そのために、ファスティングをするための体の準備期間も、きちんとできることが少なく、体重を減らしたいのに減り具合が少ないという状況になります。

ファスティングの特長として、その人の悪いところから修復していくというのがありますので、体重を減らすところまで至らずに終わってしまうということです。

つまり、体重の減り具合が少ないのは、ファスティングの効果が薄いのではなく、体重が減る前に、まず、腸内環境を一所懸命に整えてくれていたり、血液をよくしようとしてくれていたり、カラダは頑張って、よくなろうとしてくれているのです。

ファスティングを短い期間で2回、3回と繰り返していくと、デトックスしやすい体になっていくので、そこで減り具合は加速してきます。

ですので、ダイエット思考の方は、複数回やってみること、食習慣を少しずつでも修正していくよう心がむけていくこと、それが大切になってきます。

毎日の少しずつの積重ねで、体重の重い今の自分になってしまっているので、今後は体によいことの積重ねを少しずつでも進めていくことです。

その人の体の状態によって個体差がありますので、１回だけのファスティングでは効果をあまり実感できない人もいますが、体内では変化が起きています。

いつものダイエットは繰り返さず、デトックス思考を少しずつでも持ち合わせていくことがファスティングでのダイエットをさらに成功に導くことになっていきます。美味しいものを、本当に美味しく食べるために、デトックス思考でいきましょう。

## 6　個人カウンセリングからのファスティングがおすすめの理由

ファスティングで大切にしていることは、不具合を起こしていた以前の自分に戻らないことです。つまり、これをきっかけに食習慣、生活習慣を変えることが大切です。

ファスティングは、ダイエットと違い、準備段階から終わるまで、体内で様々な変化をしていきます。もちろん、それはよくなるための過程ですが、自己流で行ってしまう場合においては、よいか悪いかわからない、悪くなっていく過程かもしれないのです。

さらには、ファスティング後に、元の習慣に戻ってしまい、体質、体調も元に戻ってしまうとい

う事例もよく聞きます。人によっては、ファスティングする前よりも悪くなる、やらなければよかっ
た！　となる場合もあり、ダイエットと同じように、不調もリバウンドしてしまったりというのが
あります。

最初から最後まで、サポート指導を受けて実践するほうが、心身ともに安心感も生まれ、リラッ
クスしてファスティングに臨めるでしょう。　緊張感、交感神経が優位に立ってしまっていると、ファ
スティングの効果も半減してしまいます。

例えば、ゴルフを初めてやるとしたらどうでしょうか？　自己流では、変なクセがついてしまっ
て、なかなかうまくならない。どちらかというと、レッスンプロに教わることから始めることで、
最短でうまくなります。

もう1つ。きれいな沖縄の海に潜って水中を楽しみたいと仮定します。ライセンスもなく、1人
で潜るのは、楽しむどころか、危ないですよね。だから、インストラクターがついて一緒に潜って
くれることで、安心安全で潜ることができ、リラックスして楽しめる。ライセンスを取ったら自由
にも潜れる。そういうふうに、考えていただけたらと思います。

ファスティングカウンセリングを最初に受けたら、今後は自由に好きなときに、安心安全なファ
スティングが可能になり、結果もついてきます。

専門家からのカウンセリングでは、食習慣、生活習慣、日常抱えているストレスはあるのかどう
かなどを細かくヒアリングさせていただき、ファスティングの目的を明確にして、その人に合った

プランを提案しています。個人カウンセリングをすることで、正しく実践ができ、結果を最大限に引き出してくれます。

食べることは生きること、一生続きます。食べないことも生きること。ファスティングをやることで、ずっと健康、ずっと綺麗に繋がっていきます。安全という意味でも、最初はぜひ指導者サポートを受けながらファスティングを始めてみてください。そうすることできっと、人生を好転させるきっかけを最短で運んできてくれるでしょう。

## 7　アスリートファスティング――競技によって目的はいろいろ

ファスティングを取り入れるアスリートが増えてきました。競技、個人によって目的は様々ですが、パフォーマンスに関係してくることをファスティングの主な目的として、内臓の休息、減量、五感を研ぎ澄ます、動きにキレを出す、免疫力を高めて風邪や怪我の予防などです。

筒香嘉智（タンパベイ・レイズ）、福留孝介（阪神）、白鵬関、ゴルファーの横峯さくらをはじめ、サッカー選手、レーシングドライバー、格闘技界など、実に多くのプロアスリートが実践されています。

**減量をするには最適のアスリートファスティング**

健康あってこそのスポーツですが、勝利を追求するあまり、厳しい体重制限が原因で、エネルギー不足からの摂食障害、そして疲労骨折を招いたり、女性においては無月経につながるリスクも生じてきます。うつ、不安障害といったところにも発展してしまう選手もいるようです。

計量のある競技、体重管理によってパフォーマンスが左右する競技として、ボクシング、レスリング、柔道、ウエイトリフティング、総合格闘技などの競技、体重管理が厳しい競技では水泳、ランニング競技、体操、アーティスティック・スイミングなどがあります。

健康な心身でスポーツ競技にたずさわっていく手段として、ファスティングと食知識が必要とされている時代に来ています。

## K―1選手が減量した上に動きにキレが増す！

特に、ボクシングなどの格闘技スポーツは、計量で体重制限が厳しいので、従来では試合の1か月ほど前から減量に取り組んだようですが、体重が減った一方で、体にはかなりの負荷がかかってしまっています。

そういった意味でも、ファスティングの効果と栄養療法も兼ね備えた分子栄養ファスティングは、有効で多くのプロアスリートもトレーニングの一環として取り入れつつあります。

キックボクサーの城戸康裕選手（36歳）は、2019年11月24日に、神保克哉選手（23歳）とのK―1の試合を控えていました。70kg未満でないと計量をパスできません。11月3日時点は81・2kg、11月16日からの3日間ファスティングで6・1kg落ち、22日の夜はまだ75・1kg（5・1kgオーバー）だったのが、その翌日の計量当日の23日は69・９kgで計量パスという驚異的なペースで減量を果たしています。試合結果は、２ラウンドＫＯで、城戸康裕選手が勝利しました（出典：城戸康裕選手のフェイスブックより）。

このように、分子栄養ファスティングでは、必要な栄養を摂りながらやるために、健康被害がなく、短期間で体重を落とし、お腹が空かず、体力も落とさず、試合に臨めたということです。フラフラになるという断食のイメージがありますが、分子栄養ファスティングは違うのです。

**野球選手は内臓の休息、五感を研ぎ澄ますこと！**

ダイエーや巨人のエースとして活躍し、47歳まで現役を務め、現在はソフトバンクの監督の工藤公康氏。ファスティングを始めたきっかけは、１９８８年に４勝８敗と成績が大きく下がったことでした。

その原因を毎日の暴飲暴食からくる「内臓疲れ」だと実感。それが心身の不調につながり、ボールに力が乗らなくなったと考え、胃腸を休め、内臓リセットのためにファスティングを実施しました。シーズン中は、登板した翌々日の休養日に１日、本格的に行うのはシーズンオフでした。

注目は、引退年齢平均29歳という厳しいプロ野球界で、47歳まで現役を続けられたことです。しかも41歳、42歳のシーズンには２年続けて10勝以上を挙げるという、当時のプロ野球記録をつくりました。さらには、食事では濃い味を好まなくなり、自然の味のよさを知り、食生活が変わったそうです。

**大相撲の力士がファスティングを実践した年に優勝！**

平成の大横綱・白鵬関が、怪我で2016年の秋場所を休場。このとき、抜本的な肉体改造に取り組むべく、ファスティングと栄養指導に携わったのが、杏林予防医学研究所、山田豊文所長です。

ウエイト重視の大相撲の世界で、「食べない」は一般的に考えると酷です。「常に増量を強いられ、食事を摂り続けている力士の体には、間違いなく大きな負担がかかっている。それが病気や故障に繋がったり、選手生命を短くしている。断食を行ない、全身の細胞を若返らせれば、パフォーマンスも向上するはず」。

これを白鵬関が理解したことで、3日間のファスティングを行い、穀菜食を徹底することにより、2017年の夏場所で1年ぶりの優勝を飾るという最高の形が実現しました。

体は若返り、土俵での動きも軽快で、パワーもほかの力士に全く引けを取らなかったといいます。ウエイト重視の大相撲の世界であっても、ファスティングを行えば、若返ってパワーが増すという事実を、白鵬関が身をもって証明しています。

アスリートは、激しい運動をすることが多く、活性酸素の量も増加しやすいと言われています。増えた活性酸素は、疲労の蓄積やパフォーマンスの低下に繋がる可能性が高く、多過ぎる活性酸素は突然死との関係も深いと言われています。

ファスティングをすることで、活性酸素の除去にも繋がっていくのです。食知識を入れ、分子栄養ファスティングを実践していくことで、健康を維持し、怪我予防にも繋がり、アスリート自身の選手生命も伸ばしてくれるでしょう。

また、時々「育ち盛りの小中高校生は、何を食べたら体が大きくなりますか?」という質問を、ファスティングを実践された親御さんから受けることがあります。一般社団法人日本スポーツ栄養コンディショニング協会では、同じ分子整合栄養医学をベースとした、分子栄養スポーツメソッドがありますので、栄養学的に同じ目線で学べるという意味でおすすめしています。

他には、熱中症対策も考えたパフォーマンスを上げる水分の摂り方や、疲労回復の食事、試合前からの食事の摂り方、〝まごわやさしいレシピ〟紹介、勝ち飯など、スポーツ栄養に特化しています。

## 8　ブライダルファスティング――人生最高の日から未来のために

女性にとって人生でいちばん輝く瞬間であり、人生最高の日、そして新たな人生の始まりになるのが結婚式。「結婚式の日は、自分史上、最高のキレイを実現したい」という花嫁の切なる思いがあります。最高の状態でその日を迎えるために、ブライダルエステをする人が多いのですが、近年、もう1つの選択肢として「ブライダルファスティング」が登場しました。

ファスティングをすると、体の内側から働きかけるために、肌トラブルも改善し、綺麗になれ、しかも脂肪が落ちて痩せるためダイエットにもなり、より美しい状態で当日を迎えることができます。しかも、通い詰めることなく自宅でできる、短期間でそれが実現可能です。

しかし、それ以上のことがあります。ブライダルファスティングが本領発揮するのは、結婚式がピークではなく、その当日から始まるということです。つまり、これからの2人のため、未来のお子さんのために始まります。

## これからの家族のために

ブライダルファスティングをやることによって、結婚後に、赤ちゃんを授かる人が増えています。それも、より健康で元気な赤ちゃんが産まれてくるのです。これをお伝えしているのは、近年、アトピーや食物アレルギー、喘息、先天性のものなど、それらを持った子供たちが昔に比べて驚くほど急増しているということもあります。

そうなる原因の1つには、母親からの胎盤を通じて有害物質が受け継がれることがあります。食べてきたもの、使ってきたパーソナルケア製品によって、添加物や農薬をはじめとする様々な化学物質が年月とともに体内に溜まってしまっています。

お腹の中ですくすく育っていく赤ちゃんは、お母さんの食べた物でできていきます。お母さんの体が汚れていたとしたらどうでしょう。大事なお子さんがどんな状態で生まれてくるのかは、お母さんの体次第ともいえます。赤ちゃんはお父さんの分身でもありますから、お父さんにも関係してきます。

**出産は最大のデトックス**

「出産は最大のデトックス」──この表現がいつからか、使われるようになりました。

出産して、自分の体がキレイになったとしても、お子さんの健康が損なわれて喜ぶ母親がいるはずはありません。出産でのデトックスより、自分の力でデトックスしたいと考えるのはごく自然なことです。

「子供ができてからファスティングをやろう」と思っても、妊娠期間中でのファスティングは、胎児への影響上、やらないほうがいいので、子供がいつできてもいいような体を準備しておくのに結婚はベストタイミングです。

**食事の見直しにもなる**

妊娠後は、ホルモンバランスも乱れるために、食事に気をつけよう、体重管理をしていこう、と思っても、妊娠後のタイミングでは難しさがあり、それもストレスになってきます。そのためにも、ファスティングをきっかけに、食事を見直すことで悩みが軽減されます。

赤ちゃんがお腹の中にいる妊娠期間は、何物にも代えがたい、とても素敵な時間です。その時間、その期間を、少しでも幸せにストレスなく過ごしていただくためのブライダルファスティングです。

そして今後、どんなものを食事メニューにしたらよいのか迷うこともなく、安心安全で健康的な食事をつくっていきたい、そういう思いもブライダルファスティングには込められています。

## 9　妊活ファスティング―若返った細胞が笑顔を運んできてくれる

子供は、自然に授かるもの。そういった概念は、今の日本ではなくなりつつあります。国立社会保障・人口問題研究所の調査によると、日本のカップルの6組に1組は何らかの不妊治療をしたことがあるといわれています。体外受精の実施件数が、年間25万件ということで、世界一の件数になっています。でも、採卵1回当たりの出産率は6・2%で、60か国中の最下位なのです。

技術レベルが低いわけではない、日本はむしろ欧米より技術的に高い、というのが専門家の見解です。なぜなのでしょう。精子と卵子は出会えている。出会えて子宮に戻すというところまで不妊治療でされているのにもかかわらず、着床、妊娠に至っていないということです。それは、卵子・精子の状態はどうなのか、着床できる環境なのか、体質的な問題なのか、ということにかかってきます。

注目すべき点は、不妊治療の技術レベルよりも、日本の健康水準が下がっているということです。がんが多い、子供のアトピー・アレルギーが多い、そして妊娠で悩まれている方が多いという現状です。そういったところを見て、だからこそ体質改善をしていきましょう、体を整えることをしていきましょう、妊娠できる健康な体をつくっていきましょうということです。

**妊活にファスティングが効果的な理由**

妊活にファスティングが効果的な理由は、次の３つです。

① 細胞デトックス
② 腸内環境のリセット
③ ミトコンドリアの活性化

なぜ妊娠ができないのか、不妊症が多いのかという、その原因になっているワケは２つ考えられます。１つ目は、晩婚、高齢出産が増えてきたということです。受精卵の細胞の状態にも左右されてきます。２つ目は、生活の環境、食習慣によるものです。体に負担のかかるもの、食品添加物であったり、農薬を含んでいたり、栄養素がないもの、口の中から知らないうちに入ってきてしまっている、それによって細胞の質が落ちてきてしまっているのです。

細胞の質を上げていくことが、妊娠にとって有利に働いていく、つまりファスティングが効果的になっていくということです。

**① 細胞のデトックス**

体にとって不要なもの、食品添加物、農薬、環境ホルモンなど、いろんなものが口の中に入っていく中で、デトックスである排泄が体の中で追いついていないわけです。なおかつ、食事においても、バランスの悪い食事になってしまっています。それを変えていこうとなったとき、そういうものを控えたり、避けたりすることはよいことですが、時間がかかり、改善までに至らなかったりします。ファスティングのよいところは、短期集中でデトックスできるということです。

少しイメージしていただきたいのですが、濁った泥水を入れたコップがあります。新しい水を入れていっても、なかなかキレイになりません。それを1回全部出してから新しい水を入れる、そのほうがより早く綺麗な水にすることができます。そういう意味でも、ファスティングをしてデトックスというところから始めると、かなり効果的で、体質改善する上でも、次に繋がりやすくなります。

### ② 腸内環境のリセット

今、日本人は、腸内環境が悪化傾向にあります。国立がん研究センターのデータによると、大腸がんの罹患率がこの40年ほどで約7倍に増加しています。女性の罹患率は、乳がんに次いで2位ですが、死亡数に至っては大腸がんが1位になっています。女性に便秘で悩まれている方も多く、そういう意味でも腸内環境を整えていく必要があります。

これからの体質改善で、悪いものを摂らないようにしたり、よいものをとっていこうと思っていても、腸がしっかり吸収できたり、しっかり排泄ができる環境に整っていなければどうでしょう。体質改善を頑張っているにもかかわらず、なかなか効果が出ないということになってしまいます。

まず、腸内環境をリセットして、きちんと吸収、排泄できる状態をつくるというのも、ファスティングが効果的な理由です。

### ③　ミトコンドリアの活性化

ファスティングによって、細胞の状態が綺麗になるため、活動力、代謝が上がってきます。受精卵の分割をしていくのにもミトコンドリアの力が必要になってきます。ミトコンドリアの活性化は、細胞の活動のカギを握っているところでもあります。

では、なぜミトコンドリアが活性化するのかというと、ミトコンドリアは負荷をかけたほうが増える傾向にあります。ご飯を食べない、つまり空腹をつくるという負荷、運動するという負荷、体に負荷をかけたほうが、ミトコンドリアが活性化していくのです。

そういった意味でも、ミネラルファスティングは、今、妊活をお手伝いする手段として注目を集めています。

## 10　ご夫婦ファスティング——カップルでやるのは円満にもつながる

ファスティングを1人でやるのもよいですが、せっかくなら1人よりカップルで、夫婦揃ってやるほうが楽しくて、いろんな意味でも効果は倍増です。

まず、同じ境遇なので、同じ気持ちになれるということです。人によって、目的は違うかもしれないですが、時間を同じくして、同じことをやることで共感を生み、よりリラックスしてファスティングをすることができるのです。ファスティングはリラックスしてやることが大事です。

また、今思っていること、やっていることをお互いに共有することで、そんな考えもあるんだな、それはよい、私もやってみようと、自分が持っていなかったもの、アイデアというプレゼントをもらったりもします。いわば、プレゼント交換です。

## 2人とも健康で若返るので生活を楽しめる

夫婦揃ってやることで、健康の価値観が同じになっていきます。家族みんな、食べるものが同じになっていきます。これは、お客さまご本人から聞いた話ですが、「私の家は、夫と私と子供が、(一緒の時間に)食べるものみんな違う」というご家庭でした。好みによるものです。

俺は肉が食べたいんだ、私は野菜を多く食べたいの、これ食べたいあれ食べたいという意見の分かれる場合は、時として同じ食卓に違うものを用意しなければならない家庭もあります。つくり手側も大変です。

安心安全、体が喜ぶ食材の知識がご夫婦で身につくと、食の価値観が同じになっていき、食のすれ違いがなくなっていきます。これは本当に喜ばしいことです。世の奥様方は、旦那さんがばりばり働けるよう、健康を気遣って、心を込めて料理をつくっています。そういった意味でも、きょうのメニューは愛情の現れです。その気持ちが旦那さんもわかるようになってきます。

また、それらに伴って、より健康になりたいという健康欲が強くなり、今までしていなかった運動もするようになっていきます。２人で散歩から始めたり、ジョギング、ジムに通い出したり。家でゴロゴロの週末が、アクティブな週末に変わったり、いろんな変化をもたらしてくれます。

**空いた時間を共有できて仲よくなれる**

そして、2人で一緒にファスティングを始めることで料理の手間が省けます。お子さんがいたら、つくらなければなりませんが、ご夫婦2人だけなら、全くつくらなくてもいい時間が、自由に使える時間に変わります。旦那さんがもし皿洗い担当でしたら、それをしなくてもよくなります。

ファスティングの期間によっては、食材を買いに行く時間も必要なくなり、お2人で過ごす有意義な時間に変えることができます。

## 11　経営者ファスティング――健康がすべてではないが健康あってこそ

経営者や会社企業のリーダーは、とかく無理をしがちで、自身の健康を後回しにしてしまう方、医療に健康を任せてしまっている方が多いように感じています。ファスティングを実践することは、自分自身の健康管理ができるようになり、適正な体重への減量につながり、頭も冴え、やる気も出て、フットワークも軽くなり、業績向上にも貢献していきます。

## シリコンバレー、IT経営者・起業家の中でも増えている

米サンフランシスコのシリコンバレーの経営者の間で、ファスティングが流行り始めています。その目的は、減量でも、健康増進でもなく、「生産性の改善」「集中力向上」です。

・Facebookの役員ダン・ジグモンド氏は、ビジネスニュースサイト「ビジネスインサイダー」で、1日15時間は断食をしていると語っていました。「午後6時から午前9時の間は何も食べません。断続的な断食によって、体重が減るだけでなく、食習慣の管理もしやすくなります。忙殺されるような日々では、外で食事をすることが多く、自分が食べるものを常に管理できません。食べる時間を管理するほうが楽なのです」（出典：ライフハッカー日本版より）。

・NootroboxのCEOのジェフリー・ウー氏は、「肉体と精神が、あまり無理のない状態で切り離され、明晰さ、冷静さ、生産性が生まれます」と語っています（出典：ライフハッカー日本版より）。

・All Turtles社のCEOのフィル・リービン氏は、ファスティングに興味を覚え調べてみると科学的な裏づけがあることがわかり、試してみることにしたといいます。「とても調子がいいです。以前は糖尿病寸前でしたが、今では数値もずっとよくなりました。体重を落とせたし、医者によると20歳ほど若返ったそうです。なにより疲れなくなりました。夜になると眠くなるけれど、疲れは感じません。集中力も上がりましたし、気分のムラも減りました」。「始める前に相談した医

者からは、危険だからやめたほうがいいと言われました。なぜかと尋ねると、筋肉が落ち、骨が弱くなるからという説明でした。そこで、別の研究者に聞いてみると、先に脂肪を燃焼するからすぐに筋肉が落ちるわけではないと言う。ならば調べてみようと思い、筋肉と脂肪の３Ｄスキャンを摂りました。そうやって、１つひとつデータを取りながら進めています。医者だって、実際に自分で調べて身体に悪いと言っているわけではありません。ただそう習ってきたから言っているだけです」（出典：ライフハッカー日本版より）。

**食事の絶対量を減らすことで良好な体調を維持する**

体重が学生時代よりも５kg、10kg増えてしまったというのは、私の周りの経営者でもよくあります。その人自身、体が重たく感じ、体調不良とはいかないまでも、風邪をひきやすくなったり、血圧が高かったり、お腹周りが気になるようになったりと、以前とは異なる体の変化です。

経営者に考えられるのは、やはり「食べ過ぎ、飲み過ぎ」です。イベントや会合などが多く、どうしても会食の機会も増えます。そういった連続で、食べ過ぎ・飲み過ぎの実感が得られずに、日々過ごしてしまっているとも言えます。

**経営者にとっての「健康マネジメント術」**

ファスティングを終えると、食べ過ぎていたと実感するでしょう。習慣でただ食べているということにも気づくはずです。
習慣に流されずに、自分の体の声を聞こうという意識になるのもファスティングです。心身ともに心地よい食べ方がわかっていくはずです。そうして、体調管理の習慣としてのファスティングを身につけた経営者の多くは、1日2食、人によっては1日1食の生活になっていきます。朝食、昼食は抜くか軽めにして、夕食は会食が多くなるため、普通に食べる習慣です。自宅での食事は、家族と一緒に食べることで、その時間も大切にしている経営者が多いです。

経営者によっては、昼食抜きが特にメリットを感じています。その分、仕事ができる時間が増え、思考もクリアなままでいられます。昼食を取ると、午後に眠たくなってしまうことがありますよね。それに、夕食が美味しく感じられないこともあります。昼食を食べないと早くお腹が空くので、自然と夕食の時間も早くなり、就寝近くになってから食べることが少なくなるのもいい影響を与えています。

経営者にとって、健康はすべてではありませんが、健康あってこそというものです。

## 12　健康経営ファスティング──心身ともに健全で活気ある職場に

健康経営は、健康管理を重要な経営課題の1つとして捉え、実践していくことを指します。従業員が体調不良のまま出社すると生産性が低下するという問題をプレゼンティーイズムといいます。

アメリカでは、年間１５００億ドルに上る損失というの試算のあるのがプレゼンティーイズムです。

また、従業員が不調で度々欠勤して会社に損害を与えることをアブセンティーイズムといいますが、その３倍の生産性の低下がプレゼンティーイズムという報告もあります。つまり、欠勤よりも、体調不良を我慢しての出勤は、生産性が３倍も低下してしまうということです。

休みづらい日本の風潮が生産性を下げてしまっているともいえます。休みやすくすることも大切ですが、体調不良にならないような健康づくりが、より大切になってきます。

そういったことから、従業員の健康も経営資源ととらえ、近年積極的に取り組み始めているのが健康経営です。

## 企業でファスティング導入のメリット

会社全体でダイエット企画としての取組みは多くあるようですが、期間が終わり、体重測定した後、すぐに以前の生活に戻り、リバウンドしてしまうことも少なくありません。そのような背景もあり、専門的な意見を取り入れながら、食生活やライフスタイルから見直したほうがいいのではと考え、ダイエットに変えてファスティングを取り入れるといった会社も出てきました。ファスティングには、デトックス効果もあるので、心身ともにリフレッシュすることも期待できるのです。

健康経営ファスティングでの１つのポイントとして、主催者自身もファスティングを実践してみることです。腸の状態がどれだけ体に影響するかということや、良質な睡眠にもつながることなど、自身が体感することにより、導入の確信に繋がってきます。

ファスティングは、ダイエットもデトックスもできて、体にいいとはわかっていても、なかなか1人でチャレンジするのは難しいというのが一般的な捉え方です。そこを会社が後押しをして、きっかけをつくることができるというものです。ファスティングを取り入れたことで、リバウンドしにくく、安全に健康を手に入れられるという、ダイエットに代わる、新しい意味が加わります。

## メンタルヘルスにも繋がっていくファスティング

ファスティングは、「心」をリセットしてくれる効果もあります。腸は、多くの神経細胞があり、交感神経系や副交感神経系を介して脳とつながっています。お腹の調子が悪いと気分が沈み、逆に脳にストレスがかかるとお腹の調子が悪くなるといったように、脳と腸が双方向に影響し合うことを脳腸相関といいます。日本には、昔から、「腹が立つ」「腑《ふ》に落ちる」「腹が黒い」などの表現があり、お腹と脳（心）がつながっていることを先人たちは体験的に知っていたと思われます。

ファスティングによって腸内環境が整えられ、腸内細菌がよい働きをしてくれることにより、メンタル的にも落ち着いてきます。腸内細菌は、免疫を活性化して病原菌を排除したり、食物繊維を消化するのを助けたり、ビタミンを合成するなどの多様な役割を果たしてくれているだけでなく、幸せを感じる物質といわれる脳内の神経伝達物質・セロトニンの9割をつくってくれているからです。「心の健康」にも影響しているのです。

また、自律神経の乱れを改善してくれることから、他のホルモンバランスも整えてくれます。集中力や緊張感が必要なときにはノルアドレナリン、やる気、行動を起こすことの原動力としてドーパミンが分泌されることから、仕事でのパフォーマンスの発揮にも繋がります。

**従業員のファスティング体験が健康経営に繋がる**

多くの従業員がファスティング体験をすることにより、それが健康経営に繋がり、会社の将来的な利益にも繋がり、会社がさらに成長していけば「ここで働いていてよかった」「働き続けたい」「楽しい」と感じ、仕事への意欲も湧いてくるでしょう。そのきっかけの1つが健康経営ファスティングです。

また、こうした健康意識の高まりが、積極的に運動もするようになった、自分自身はもちろん、周りにもいい影響になっているという報告もあります。

会社全体でのファスティングを実践する企業は、チームワーク、チームビルディングにも役立ちます。皆で同時にファスティングをすることで、互いに励まし合い、情報共有しながら行なうことができ、従業員同士のコミュニケーションも深まり、より風通しのよい会社に変わっていきます。

**メンタル研修も相乗効果を生む**

ファスティングを従業員で一斉に行うことにより、チームビルディングにも繋がり、体の健康だけでなく、心の健康にも繋がることで、さらにおすすめなのがメンタル的な要素を持つ研修です。

中でも、ほめることをメインテーマにした研修が最近では注目されています。家庭でも学校でも、ほめて伸ばす教育が定着し、怒られることに免疫がない若者たち、ゆとり世代・さとり世代の若者たちを受け入れる企業では、「ほめ方研修」が流行っているのです。

一般社団法人日本ほめる達人協会（ほめ達）の研修は、私はそこでも講師として務めていますが、ＮＴＴグループで24万人に導入したり、ほめ達効果でスカイマークが定時運行率ＮＯ１になったりと、ほめ達流「ほめる」効果で、多くの会社企業で喜ばれています。こういった研修も導入することで、相乗効果を生んでいきます。

なお、ほめ達流の「ほめる」とは、お世辞を言ったり、おだてるといったスキルを磨いたりすることではなく、「価値を発見して伝える」ことです。

例えば、「小さな頼みごとをして感謝を伝える」「挨拶に一言加えたり、名前を呼ぶ機会を増やす」。あるいは、つい当たり前だと思っている部下の言動やその貢献に気づき、「ねぎらう」ことだったりします。会社や組織から与えられる給与や昇進、福利厚生などの目に見える報酬とは別に、「心の報酬」を用意して、周りに手渡すことが必要なのです。

ファスティングを健康経営に取り入れることで、従業員の健康意識を変え、ライフスタイルを変え、楽しみながらチームワークも生まれることで、企業利益に繋がっていくというのが、私の考える新しい健康経営のスタイル、「健康経営ファスティング」です。

# 第5章 「ファスティングで健康」の第1歩を踏み出すために

## 1　ファスティング期間の長さ（16時間～7日間まで）から見る特徴

ファスティングを実施する期間は、すぐにでもできるものから、しっかりと体の準備が必要な期間まで様々です。

その人の目的によって、おすすめの期間は変わってきます。指導専門家のサポートがあるファスティングでは、相談しながら期間や日程を決めていきます。

**16時間ファスティング（半日ファスティング、少食効果）**

1日3食が定着していて、今後本格的にファスティングをやっていきたい人には、まずは1日2食、少食にすることで慣らしていきます。

また、毎日少しずつでも調子を整えていきたい人にとっても有効な、すぐ始めることのできるファスティング。1日に16時間、食べない時間をつくることがポイントです。例えば、夜8時までに夕飯を終え、翌日の昼12時まで何も食べないということです。

**体には24時間周期のリズムがある**

これは、24時間を人間の体本来の生活リズムから3つの時間帯に分けた考え方により、1日2食が自然であるというアメリカでよく知られている基本的な考え方「ナチュラルハイジーン」という、自然の法則に基づいた生命科学の理論です。

・朝４時～昼12時：排泄（デトックス）の時間
・昼12時～夜８時：摂取と消化の時間
・夜８時～翌朝４時：吸収と利用の時間

この時間帯を意識したライフスタイルで、特に意識したいのは、朝４時～昼12時の「排泄の時間」です。この時間は、「汗、尿、便」という三大排泄を行う時間帯といわれています。例えば、朝７時に起床しても、すべての臓器はまだ半眠り状態。酵素活動も活発ではありません。

口に入れるとしたら、しっかり食べるよりもフルーツです。英語で朝食のことをブレックファストBreakfastと言いますが、もともとは宗教用語で、「fast」とは断食の意味です。その断食をブレークする（＝破る）ことが朝食です。夕食を食べたあとのミニ断食を破るのが朝食ですから、断食後の食事が重いものでは負担が大き過ぎるのです。

フルーツは、水分がとても多く、ビタミンとミネラル、そして食物酵素も豊富に含んでいます。フルーツは、食物繊維を含んでいるために、血糖値を急激に上昇させることもありません。

ファスティングドリンクがあれば、30～50㎖（ドリンクにもよる）を水で割って飲み、植物性乳酸菌を摂ることで腸内環境もしっかりと整えていくことができます。

昼12時と夜８時の食事は、「まごわやさしいっす」と玄米・味噌汁のメニューで、よく噛んで食べ、

「摂取と消化」をしていく時間で、その後は食べた物を体へ「吸収と利用」の時間となります。

**24時間ファスティング（1日ファスティング、内臓休息効果）**

いきなり3日間のファスティングは少し不安…、昨日1日食べ過ぎて胃腸の調子悪いので…、時間が取れないのでとりあえず1日でも内臓を休めたい、そんな人におすすめの1日ファスティングで、内臓の休息効果が得られます。

朝、昼、晩の食事をせずに、ファスティングドリンクで24時間過ごし、固形物を食べない時間をつくります。または、食事を摂らないタイミングをずらすこともできます。朝食をして、昼・夜・翌朝を摂らずに、翌日の昼から摂り始めることでも24時間が経過したことになります。プチ断食とも言われています。

**週末ファスティング（3日間ファスティング、デトックス効果）**

本格的なファスティングとして、デトックス効果を期待できるのが、3日間のファスティングです。ファスティングで得られることや、血液が綺麗になるのは、3日間はかかるということです。

分子栄養ファスティングは、自宅に居ながらでも、会社に勤めながらもできますが、最初のファスティング初日は、仕事などの休日、ストレスのない日から始めます。リラックスしてスタートして欲しいということと、初日はトイレが近くなる可能性があるからです。仕事によっては、自由にトイレには行けない職種もあるかと思います。

実施日の設定としては、例えば、土日が休みの場合は土曜日にファスティングの初日、日曜日は2日目、比較的に慣れてきた月曜日が3日目という具合です。この3日間でもけっこう体感がありますが、デトックスのファスティングとしては、やっと入口に立てたというのが3日間です。入口といえども、本格的なファスティングには違いないので、ご自身の体のためにも初回は指導専門家によるカウンセリングサポートからの実践をおすすめします。

**1週間ファスティング（7日間ファスティング、デトックス体質改善効果）**

デトックス効果がより多く現れてくるのが7日間のファスティングです。効果をより求める場合、可能な人は3日よりも5日、5日よりも7日のファスティングです。なぜかというと、血液や肺を綺麗にするのが3日目以降くらいからなので、実施期間を長くすることで、受ける効果がより違ってくるからです。私のサポートを受ける方のほとんどはこの7日間です。

一般的には、ファスティング3日目あたりからケトン体がつくり出されるようになり、7日目あたりから一気に増加し、「脳力アップ」の実感を多くの人が受けています。

α波が出てきたり、エンドルフィンという快楽物質が出て来たり、3日目以降が特に心地いいという人が多いのは、このケトン体が出るからです。初日より空腹感を感じないのも、ケトン体の働きで、満腹中枢を刺激してくれるからです。また、体内の不要な脂肪酸を燃焼することにより、体内の脂肪酸バランスが整ってきて、細胞若返りの促進にも繋がってきます。

## 2 ファスティングする日が決まったらまずやることは3つ

**スロー準備期間（ゆっくり準備していく）**

ファスティングをいきなり始めると結果が出ない、結果がついてこない場合があるので、本格的に始めるための準備期間のための準備を書いていきます。ゆっくり準備に入っていくということで、本書では「スロー準備期間」と名づけます。

ファスティングをする理由は、代謝を上げたり、デトックスのためになると考えましょう。ダイエット目的のほうは、体重を落とすためにとなると我慢比べ、少し辛いイメージが連想されます。前者で考えたほうがポジティブで気分が乗りやすくなり、ファスティングをより楽な気持ち、リラックスして行うことに繋がります。

そこで、食事改善の柱として、私が日頃から実践している次の3つのコツを紹介します。このコツを実践することによって、自動的にファスティングしやすい体質になり、ファスティングを実践する前から、体重が3kg落ちました！　体が軽くなりました！　という報告を受けることがよくあります。

① 朝食を抜く（半日ファスティング）

②　水を適量飲む
③　「まごわやさしいっす」の食事をする

１つ目のコツである「朝食を抜く」というのは、プチ断食、半日ファスティングとも言います。朝起きて何も食べないことで、約16時間は体内に固形物を入れない状態に慣れていきます。抜くのにストレスを感じる人は、よく噛むことを意識して、少食にしてみてください。

分子栄養ファスティングは、空腹感がほとんど伴わないのですが、ファスティングを初めて実践する人には、少なからず抵抗があるようです。気持ち的にも楽にスタートできるように、少し慣れておくということです。第1章の「食欲がなければ朝食を抜くのがナチュラル」もご参考ください。

２つ目のコツは、水を適量飲むということですが、適量とは1・5〜2リットルです。目的は３つあります。１つは、ファスティング実施期間になれば2リットルは飲む必要がありますので、そのために事前になれておくということです。もう1つは、体内をしっかり循環させるということです。良質な水を体内に適量入れることによって、体が整ってきます。３つは、お通じをよくしていくためです。便があることが、デトックスに繋がっていきます。

３つ目のコツは、「まごわやさしいっす」の食事をする。バランスの取れた栄養を摂ることによって、デトックスを高めていくということです。

では、いつから始めるのかと言いますと、ファスティングの実施は「○月○日からする！」と予定を決めた「翌日」から始めます。整えていくためにやるので、短いよりは長い期間のほうがいいです。これらは、普段の食習慣として、実践していただきたい内容でもあります。

## 3 ファスティング7日前から実践！ 効果を高める5つの準備

ファスティングの実践に入る前に、体の準備をしっかりしていない場合、頭痛や吐き気、気分が悪いなど、体調不良で中断することがあります。

また、デトックスやダイエットの効果にも大きな差が出てきますので、しっかり次の5つの準備をしてファスティングに入っていくことが大切になってきます。

### ① カフェインを抜いていく

まず、カフェインを抜くことです。ファスティング中に起こる頭痛の原因は、ほとんどがカフェインの離脱作用によるものです。カフェインが含まれるものをよく飲んでいる人は、まず1週間前から抜いていきます。

※第7章の「11　ファスティング中に頭痛が起こるのはどうしてですか？」をご覧ください。

### ② 小麦や乳製品の成分は腸で炎症を起こす

次に大切なのは、小麦（パン、パスタ、うどんなど）や、乳製品（牛乳、ヨーグルト、チーズなど）を断つということ。

特に、小麦のグルテンは、腸で炎症を起こさせます。腸には免疫のバリア機能があるのですが、グルテンによって壊されていきます。グルテンが腸に入ると、腸粘膜から「ゾヌリン」というたんぱく質の分泌を増やしてしまいます。ゾヌリンは、腸の細胞の隙間（タイトジャンクション）を広げるという作用があり、その隙間から本来は入ってこれない、入ってほしくないような未消化のたんぱく質、有害物質やバクテリア、重金属までもが入ってきてしまうのです（これが常に続いてしまうとリーキーガット症候群）。

そうすると、体に悪影響を及ぼすということがあるので、なるべく腸の中を綺麗にして整えてからファスティングに入るということが大事なのです。

乳製品に含まれるカゼインというたんぱく質も、腸で炎症を引き起こす作用があるので、乳製品を抜いていくということです。小麦（グルテン）、乳製品（カゼイン）ともに、最低でも１週間前から抜いていくことです。しっかり健康を維持していきたい人は、普段からもこれらを意識して減らしたり、摂らないようにすることです。

### ③「まごわやさしいっす」の食事をし、動物性たんぱく質を抜く

ファスティングに入る前に、入れる栄養として大切なのは、「まごわやさしいっす」です。ビタミン・ミネラル・食物繊維が豊富な食事を摂っていきます。そして、ファスティング２日前からは、肉、魚、

卵などの動物性たんぱく質「さ」を抜いていきます。

体にとって代謝には、ミネラル、ビタミンというのはとても大切です。ファスティングに入る前にしっかりと補っておかないと、代謝が悪くなってしまいます。ビタミン・ミネラルというのは、体の酵素の働きにとてもかかわっているのです。

人間の体の中で働く酵素は約3000種類ありますが、例えば、次のことがよく知られています。

・マグネシウムは、糖代謝、筋肉や神経の機能、ホルモン分泌など、最近では700〜800種類以上の酵素の働きにかかわっていると言われている。

・亜鉛は、抗酸化作用、解毒、たんぱく質（筋肉・コラーゲン・ホルモン他）合成などの300種類以上にかかわっている。

・鉄は、脂肪燃焼、甲状腺ホルモンの代謝、コラーゲンの合成にもかかわっている。

・ビタミンB群は、解毒や脂肪燃焼、たんぱく質の合成にもかかわっている。

・ビタミンCは、たんぱく質の合成、コラーゲンの合成、抗酸化（アンチエイジング）にもかかわっている。

「まごわやさしいっす」の食べ物をしっかり摂って、ファスティングに入っていくことでファスティング中の代謝が上がっていきます。

普段からコンビニやスーパーのお惣菜などは、カロリーは高いけど栄養が足りません。そのような食事を摂っている人は、そのままファスティングに入ってしまうと代謝が悪い状態になっていきますので、ファスティングの効果はやはり落ちやすくなります。

## ④　お酒

最低2日前にはやめていただいています。

ファスティング中は、肝臓がよく働きます。エネルギーをつくる、解毒する、ケトン体をつくるなど、肝臓はいろんな働きを担っています。

肝臓が疲れた状態でファスティングに入ってしまうと、どうしてもいいパフォーマンスが出ないということがありますので、2日前まではやめていただいています。できれば1週間前から控えるほうが望ましいのです。

## ⑤　たばこ

ファスティングは、血液を綺麗にするというのが大前提にあるので、血を汚していくタバコを吸うというのはかなり問題があります。

他のいろんなことをやめてストレスだらけになるのであれば、体に悪いものだという認識の中で、自己責任で吸っていただくことです。

本数を減らすとか、いちばんはファスティングの期間だけでも止めることが大切ですが、そこはご自身の判断です。これも、2日前までにはやめていただいています。できれば1週間前から控えるほうが望ましいです。

# 4 ファスティングで結果を出すための5つの期間

**期間と目安日数**

ファスティングで結果を出すための期間と目安日数は、次のとおりです。

(1) スロー準備期間（1週間～）
(2) 準備期間（2～3日）
(3) ファスティング実施期間
(4) 回復食期間（1日）
(5) 準回復食期間（1～4日）

**(1) スロー準備期間**

まずはスローステップ、ファスティング実施に当たって、①体の負担がより少ないように、②結果をより出せるように、③食習慣を整えていく（今後のためにも）という3つの意味です。

これらについては、前述の「ファスティングする日が決まったらまずやることは3つ」を参照ください。なお、普段から習慣化している人は必要としません。

## ⑵　準備期間

準備期間は、ファスティングを行うための調整期間です。スポーツ前にウォーミングアップをしないとケガをしたり、足を痛めやすいことがあるように、ファスティング前にも準備が必要です。目安として、１日ファスティングの場合は１日の準備、３日以上のファスティングでは２〜３日間の準備が必要です。

ここでは、体に負担のかかるものは避け、脂肪が燃えやすい環境にしていく、腸の中にはできるだけ固形物が残っていないようなイメージです。きちんとやることで、３日以上のファスティングでは、初日からファスティングによる反応が感じられます。

具体的には、「まごわやさしいっす」の食事で、「さ」の魚は抜き、発酵食品で漬け物や納豆、味噌汁などの植物性乳酸菌を多く含んだ食事、亜麻仁油などオメガ3脂肪酸も引き続き摂っていきます。水は1日2リットルもこまめに摂っていきますが、ノンカフェインであるルイボスティーを代用で飲むことも可能です。ルイボスティーはスーパーオキシドジムスターゼという抗酸化成分も含まれ、活性酸素を除去、美肌にもいいと言われています。鉄の吸収を妨げるタンニンもほとんど含まれていないので、効率よく鉄分を補うこともでき、健康にもいいお茶です。

体に負担がかかるため、控えるべきなのは次のものです。

・肉、魚、卵、揚げ物…未消化が腸にあるとアンモニアが増え、肝臓や腎臓の負担になるため避けます。畜産、養殖の場合は、残留している抗生剤も負担になります。

・カフェイン、スイーツ…普段から摂り過ぎていると、断ったときに頭痛が起こりやすいために控えます。（カフェインはできれば1週間前から。デカフェも実は少量含有のためＮＧ）

・小麦、乳製品…小麦（グルテン）、乳製品（カゼイン）は腸に炎症を引き起こし、ファスティングの効果を下げる可能性があります。

他に、アルコール、トランス脂肪、人工甘味料、薬など、肝臓や腸に負担のかかるものは避けます。

### (3) ファスティング実施期間

分子栄養ファスティングでは、ファスティング専用発酵ドリンクと水だけでこの期間を過ごします。ドリンクは、栄養素の配合が考慮された原液１００％の専用ドリンクを使用します。そのドリンクに適した量を、良質な水で割って飲んでいきますが、水代わりにノンカフェインの飲み物も可能です。

１日を通して血糖値を安定させながら、こまめに飲んでいくことが必要で、30分に2～３口くらいのペースです。原液を飲んで水を飲むやり方は、血糖値の乱高下を招くため推奨しません。原液を５００㎖くらいのボトルに飲むタイミングに合わせて水で割ってつくることで、劣化を抑え、飲むことができます。開栓したドリンクは、熱によって発酵が進んで、味と質を変えてしまうので、冷暗所に保管してください。

空腹感のある場合は、１日当たりのドリンク原液量を少し増やします。特に体脂肪量が多く筋肉量が少ない人は、糖質摂取量を増やしたほうが楽に安全にファスティングできます。

### ⑷　回復食期間

ゆっくり普段の食事に戻す期間の大切な1食目です。ここでの食事の内容がとても大事で、間違ったものを食べたり飲んだりしてしまうことで、逆にファスティングをやらないほうがよかったということにもなりかねません。動物性たんぱく質は、基本的に食べません（スープは除く）。

わかりやすく言うと、この段階で腸は赤ちゃんのような綺麗な腸に変わっていて、回復食期間は離乳食の1日目、生まれて初めて固形物を食べる日と同様だと考えてください。

赤ちゃんは、初めての離乳食で、肉を食べて、ビールを飲みますか？　私は、過去に、このタイミングでこれらを摂取するとどうなるのか、自分の体で人体実験をしたことがあります。ほんの少しだけでも酔い、そして気分も悪くなります。予想どおりの散々でした。

それだけで、ファスティングを台なしにしてしまった経験があります。添加物の入った食べ物も、食べるとどうなるのか、想像がつきました。

#### ◎１食目に食べるもの

1食目は、「スッキリ大根」がおすすめです。大根を煮て、梅湯の大根汁を飲んで、大根を食べていくことで、さらに腸を綺麗にしていきます。

#### 【スッキリ大根レシピ】

・材料：大根3分の1本、だし昆布、梅干し3個（種を取りたたき梅にする）、リンゴ、きゅうり、味噌（この3つはあってもなくてもよい）、水2000㎖。

・つくり方：大根3分の1本を短冊切りにする。鍋に2000㎖程度の水と大根、だし昆布を入れ、大根がやわらかくなるまで弱火で炊けば出来上がり。（約40分）

※味付けは一切行いません。

※後ほど茹で汁1000㎖程度を、梅湯を飲むのに使います。

・食べ方：①ミネラルウォーター300㎖を温めて湯飲みでゆっくり飲む。②湯飲みにたたき梅を入れ、大根の茹で汁300㎖注ぎ梅湯をゆっくり飲み干す。③やわらかく茹でた大根を「よく噛んで」食べる（※味噌を添えてもよい。なるべく麹菌が生きた味噌がよい。オススメの味噌）。④大根の茹で汁300㎖にたたき梅を入れ、茹で汁梅湯を飲み、大根を食べる。⑤③～④を合計3回以上繰り返す。

たくさんの水分を飲むことになりますが、10分～1時間ほどで便意を催します。

このスッキリ大根食べた後も、ファスティングドリンクを30～50㎖程度、水で割って飲みます。

これは、血糖値は多少下がることにより、フラフラしたり、力が出ないなどの低血糖症状を予防、血糖値をコントロールするためです。

**◎2食目に食べるもの**

その後の食事のポイントは、消化のよいもので、綺麗になった腸内環境の腸内細菌を活性化させて、善玉菌優位の環境にしていく食事です。

基本的には、「まごわやしい」食事で、その中でも食物酵素（植物性発酵食品を含む）と食物繊維の食材でもネバネバ食材を意識して食べるイメージです。食物繊維の多いものは、血糖値の上昇を緩やかにする働きがあります。たんぱく質も摂りましょう。

・メニュー例：サラダ、野菜多めのスムージー、果物、野菜・キノコ類・海藻類を使った煮物や味噌汁など。

・具体的な食材の例（栄養成分から考える）：食物繊維…切り干し大根、大根、ブロッコリー、オクラ、長芋、なめこ、モロヘイヤ、めかぶなど。発酵食品…味噌、納豆、梅干し。たんぱく質…そら豆、小豆、えんどう豆、インゲン豆、ひよこ豆、ボーンブロススープ（骨の出汁で、肉そのものは食べない）。

**◎３食目に食べるもの**

夜は、スープ（味噌汁含む）やサラダをメインに、やはり食物繊維、発酵食品を意識した物。肉や魚など体に負担がかかる動物性たんぱく質は、回復食明けのスロー&少量ペースがおすすめです。

ダイエットを目的としている人は、翌日の準回復食から、お米などの炭水化物を入れていきましょう。

## アスリートは低ＧＩ値の炭水化物

日常的に運動をしているアスリートは、低ＧＩ値の炭水化物を摂っていくことで、運動機能を早めに戻すことができます。

食材としては、玄米、さつまいも、さといも、長芋を意識して摂っていきます。じゃがいもは、高GIのため避けたい食材です。

私たちの体の中の筋肉や肝臓には、普段、グリコーゲンという糖質のエネルギー（ガソリン）を蓄えています。ファスティングが終わった後は、グリコーゲンが空になっていて、エネルギーが出ない状態になっています。いわば、ガソリンタンクにガソリンが入っていない状態なので、体が動かないということです。ゆっくりと糖質を補給していき、グリコーゲンを蓄えていくことにより、体がしっかり動けるようになっていきます。

なお、ファスティング後に体重が1kg程度戻ることがあります。これは、このガソリンタンクの空の状態を解消するために身体が行っていることであり、リバウンドではありません。

## お粥はリバウンドの可能性がある

ファスティングでリバウンドを防ぐポイントは、血糖値をコントロールすることです。お粥を食べると血糖値が上がるため、体内でインスリンが分泌されて血糖値を下げてくれるのですが、それによって空腹感が出て、さらに食べたくなります。

特に、ファスティング後は、インスリンの効きがよくなり、血糖値を下げやすくなるため、乱高下が激しくなり、食べ過ぎでリバウンドにつながっていくということです。

お粥の考え方は、昔からの伝統的な断食が「水断食」が主流だったため、回復食では重湯やお粥ンクで糖質を摂っているので、それよりも栄養価の低いお粥を食べる必要がなくなったということです。また、控えるものは準備期間と同じです。

### ⑸　準回復食期間

朝の始まりは、前日夜の食事、スープ（味噌汁含む）やサラダをメインに、やはり食物繊維、発酵食品を意識したものと、ファスティングドリンクを30〜50㎖を水で割って飲みます。

前日は、スッキリ大根で水分をしっかり摂りましたが、この期間では、また、意識して水２ℓ（もしくはルイボスティー）を飲んでいきましょう。

昼以降は、魚を除く「まごわやしいっす」中心で、少しずついつもの食事に戻していきます。控えるものは準備期間と同じです。

そして、この期間は、亜麻仁油を大さじ1〜2杯ほど摂取していただきたいのですが、これ以降もずっと意識して続けていきたいものです。

これまで5つの期間をお話してきましたが、すべて普段どおりの生活をしながらやることでできるのが分子栄養ファスティングです。食性にかなった食事に共感して実践したとしても、よからぬものは知らず知らずのうちに体に入り込んできています。定期的に体をリセットする時間を持つことは、現代社会に生きるすべての人に不可欠の健康常識としたいところです。

## ファスティングのタイミング

ファスティングは、疲れ切った消化器官を休めるという意味では、暴飲暴食が続いた後が最適なタイミングです。

忘年会から始まる年末年始・新年会などのイベントが続いた後の1月末。新年度にかけて歓送迎会や5月の連休にかけてイベント後の5月末。梅雨が明けて夏に入り、バーベキューやビアガーデン、お盆休みなどでのイベント後の8月末。そして、忘年会など目まぐるしいイベントが続いていく前に調整としてのファスティングで11月末、という具合です。

このような感じで、おおよそ3か月に1回を目安に、3日以上のデトックスとしてのファスティングをしていただいたり、イベントのあるごとに3日以上や24時間ファスティングを臨機応変に行なったり、普段からの整えで、1日3食から、1日2食に変更する人も多いようです。

## どうしてもホコリは溜まる

毎日毎日掃除をしてもほこりは溜まってきますよね。人間も同じです。気をつけていても、自然と、というのがあるのです。食べものからだけでなく、呼吸から、皮膚からというのもあります。そういうことからも、1回ファスティングをしてよし！　ではなく、定期的にやっていくことで病気から遠ざけ、腸内環境のよい状態や若返りをキープし、美味しいものをより美味しく食べることができる、という毎日を送ることができます。

# 第6章　リバウンド知らず、ずっと健康ずっと綺麗のライフスタイル

## 1　不調のときこそ食べないほうがいい

「しっかりご飯食べて、きょうは早く寝なさい！」などと言葉をかけられたことや、「体調不良だからしっかり食べないと！」と思ったりしたことはないですか。不調だからこそ、無理してでもしっかり栄養を摂ったほうがいいという意味ですが、同時に食欲がなくなっている場合も多いです。それは、「食べないほうが体にいいよ」という体からの声です。私の場合は、不調になると決まって便秘気味になります。こういうときこそファスティングです。腸内環境を悪化させないためだったり、免疫の7割を担っている腸管免疫を活性化させるために不可欠だからです。

「病気のときは体力が落ちているから栄養を摂らなければいけない」というのは逆効果で、野生動物は、自らの体調が悪いときには何も食べずにじっとしています。エサを口にせず、ファスティングをすることで、消化酵素を温存し、代謝酵素の働きを活発にする術を本能的に知っているのです。

「明日からファスティングをする予定だったけど、不調だから日程を変更しよう」という人こそ、ファスティングをやっていただき、効果を体感していただくことをおすすめしています。

どうしても辛いとき、緊急的なときは迷わず、医療機関で診てもらうことです。「緊急時は医療機関」です。どんな状態なのか、なぜそうなったのかなど、知る必要があります。ただ、ファスティングの可能性も忘れないでください。

症状、病気によっては、ファスティング療法を行っている医療機関に行くことで悩み解決になる場合もあるので、選択肢にも入れておくことです。ファスティングの食べないことで、消化・吸収に体内酵素を浪費させず、解毒、再生、修正、排泄などの代謝活動に酵素を回せるというのが不調のときこそ食べないほうがいい理由です。毒素で汚れきった体を新しくつくり変えるためにファスティングはとても大事です。分子栄養ファスティングでは専用ドリンクにてデトックスと、体を整えるための栄養を水分で補給していきます。

## 2　いつ病院に行けばいい？　医療機関とうまく付き合う考え方

救急の状態は、当然、病院にかかる状況です。交通事故、溺れる、人が急に倒れたなど、極端に言うと、生きるか死ぬかの状況はすぐにでもかかる必要があります。一方で、慢性の病気は、生活習慣によってつくり出されているものがほとんどのため、西洋医学に頼るよりは、生活習慣を正していきながら、自分の治癒力で治していくという考え方です。

もっとも、救急の状態でもかかったほうがいい場合と、かからなくてもいい場合があります。例えば、子供が発熱しているのは、それはきちんと治癒力が働いている状況なので、その状況は無理に行く必要はありません。そうではなく、熱が出てこなくなっているとか、意識がもうない、意識障害になっているような状況は、治癒力のほうが少し負けてしまっているために、歯車狂ってしまっているような状況、そういうときは救急に行く必要があります。見極めが大切なのです。

要するに、症状が外へ出る症状のときは、全部、病気を治すために頑張っている状態なのです。具体的に言うと、発熱、下痢、嘔吐、咳、ゼイゼイ、鼻水、くしゃみ、下痢、嘔吐は、体から外へ余分なものを出して治そうとしています。そういうときは、医者に行くよりも、自宅で養生が適切です。

そのときに特に気をつけるのは、脱水で、水分とミネラルの補給が大切になってきます。下痢などで出していくと、水分は足りなくなり、食欲もなくなってくるためです。

逆に、症状が表に出せない状態、例えば、体温が低い、便が出ない、鼻が詰まっているなどは、医者にかかる必要があります。わかりやすく言うと、外へ出る症状であれば、体のメカニズムからすると本来はそれほどかかる必要はなく、内にこもってしまう症状のはかかる必要があるということです。

一番こもりやすいのが低体温で、熱を外へ出せない状況です。低体温の人は、体温が低くなっている理由を医師にしっかり説明していただくことが賢明です。

例えば、喘息で発作がかなり強くて、苦しいという状態は、点滴や吸入などで対応します。私も随分やりましたが、やるだけで呼吸が断然、スムーズで楽になります。

そこから先が大切です。その後にずっと吸入薬、飲み薬がついて回ります。体調のよいときも、予防のために飲み続けることになります。呼吸困難のための一時的な対処は必要ですが、なぜ喘息になったのか、なぜ治らないのかを真剣に考える必要があります。腸内環境を整える、有害物質を体外へ出す、食事で整えていくなど、生活習慣を変えていけば、喘息から遠ざかっていきます。

薬によって、症状の悪化が考えられるものとして、インフルエンザや風邪のときなどの解熱薬、咳止め、痰止めなどの薬があります。本来の体の機能を、薬で逆に止めているために、ウイルスとかバイ菌など、体内で逆にはびこる形になれば肺炎に繋がったりします。

一生懸命に、自分自身で治そうとして熱を出しているのです。少しでも楽をしようということで下痢をしています。そういうものを薬で止めてしまったら、自分の自然治癒力は落ちていきます。解熱鎮痛薬の服用は、特に子供の場合には副作用ということを考えると、生死にかかわることが多いため、注意が必要です。

## 3　ファスティング後も改善されない不調は口内の重金属を疑ってみる

分子栄養ファスティングを複数回やったとしてもなかなか改善しない不調は、口の中の金属「アマルガム」を疑ってみることです。

私も実際にそうでした。寝起きがスッキリしない、朝から疲労感、倦怠感がある、シャンプーを変えてもフケがたくさん出るなど、ファスティングをやってきているのになぜ改善されないのかという思いがずっとありました。
分子整合栄養医のすすめもあり、アマルガム除去が可能な歯医者さんを紹介いただき、４本のアマルガム除去を行ったその翌朝です。除去前との違いがわかりました（アマルガムが原因だったのか…。もっと早くやればよかった…）。日ごとに、快適さが増していきました。

## 「アマルガム」と呼ばれる口内の金属

アマルガムとは、歯科用水銀アマルガムの略で、主に虫歯治療で使われる材料です。健康保険の適用材料として国に認定されており、１９７０年代にむし歯治療をした人に多く使用されていましたが、現在は使用されることはあまりありません。現在でおおよそ40歳以上の人が口の中で使われている計算です。

アマルガムは、約5割の水銀を含む金属で、他は銀・銅・亜鉛などでできています。水銀は、常温で液体になる唯一の金属で、湿気中では表面が徐々に酸化される性質のため、常に温かく湿り気ある口内では当然アマルガムは劣化、唾液が電解液として作用し、腐食していきます。

また、アマルガムは、食べ物を食べるときの咀嚼や、歯磨きなどの摩擦熱だけでも水銀を含んだ蒸気が発生するともいわれます。長い間にアマルガムが劣化し、腐食したアマルガムや水銀の蒸気を体内に流し込み続けると、肺から血中に入り、肝臓・腎臓・脳などに蓄積されていくことになります。

## アマルガムはどんな影響があるのか

水銀は、神経毒性の強い金属です。全身に現れる不定愁訴と呼ばれる様々な不快な症状のうち、頭痛、肩こり、腰痛、ひざの痛み、不眠、イライラ、めまい、アレルギー、原因不明の痛みなどは、口の中のアマルガムが原因の可能性もあります。

また、イオン化した水銀が体内に入り、たんぱく質と結合すると過剰反応が引き起こされ、金属アレルギーを起こすことがあります。アトピー性皮膚炎のような皮膚の炎症や、手のひらや足の裏などにできる掌蹠膿疱症という水泡状の湿疹が繰り返し現れたりします。重金属の内臓蓄積により、ホルモンバランスが乱れ、結果として、免疫力の低下が起こります。また、体に蓄積された重金属は活性酸素を発生させるので、細胞にダメージを与え、細胞老化も進行します。アマルガムの除去で症状が改善したケースが歯科では数多くあります。

ファスティングでデトックスをしても改善されないような不調がある場合は、口の中の重金属「アマルガム」を疑ってみること、除去を検討することも必要かもしれません。

## 胎児・乳児への影響もある

妊婦の場合、水銀が胎盤を通して胎児に届いてしまったり、母乳から出て行く恐れもあると言われています。胎児・乳児は、大人よりもその影響を受けやすく、海外では非常に問題視されています。

イギリスでは、１９９８年４月、厚生省が妊婦にアマルガムの詰め物をしないように警告を発しました。医療先進国のスウェーデンでも、１９８７年に政府が同様の発表をしています。そういったことからも、アマルガムのある女性が妊活しようとしたとき、それを除去するところからが本当の妊活スタートなのかもしれません。

「妊婦は、メカジキやキンメダイなどの魚を食べ過ぎないように」という厚生労働省の発表が以前にあったことからも、母親を通じて、水銀が胎児に悪い影響を与えてしまうことがわかっています。水銀の影響で不妊症になりやすいという報告もあります。

## 4　グルテンフリー・カゼインフリーの腸活生活を始めてみよう

グルテンフリー・カゼインフリーというのは、腸を傷つけ、炎症を起こす原因にもなっているものを制限していこうということです。口から入れない意識、食べないことで、身体の免疫機能の7割が集まっている腸を守っていくということです。

### 小麦の「グルテン」が腸を傷つける

小麦には、グルテンというたんぱく質の混合物が含まれます。小麦粉は、水を混ぜてこねるとネバネバし、粘着性と弾性が出ます。パンやピザ生地、麺類、焼き菓子がつくれるのは、その性質のおかげです。

しかし、グルテンのネバネバとした粘着性が腸の表面に薄く付着することで、腸は十分に働けず、消化と吸収の作業が妨げられてしまいます。こうなると、腸の表面についたグルテンの消化が進まなくなります。

栄養素が非自己物質のまま存在し続ければ、そこに免疫システムが攻撃をしかけ始めます。すると、腸の粘膜で炎症が生じます。炎症が長引けば、粘膜細胞で構成される腸壁が傷つきます。もっと進行すれば、粘膜細胞同士の結合もゆるみ、粘膜細胞間に隙間ができます。これが原因で腸に小さな穴ができることで、リーキーガット症候群と言われる状態になり、腸内環境をますます悪化させることになってしまいます。

### 小麦は腸活以外にも避けたいワケがある

現在、日本の小麦自給率は12％（２０１８年）で、大半を輸入に頼っています。その輸入小麦には、輸送や保管中の害虫やカビの発生を防ぐため、収穫後の農薬をかける「ポストハーベスト」処理がされています。さらには、収穫前に除草剤グリホサートを全面散布して枯らす「プレハーベスト」という方法も主流になってきています。

パンによく使われる強力粉の汚染が特にひどいという報告があります。このグリホサートは、現在、遺伝子組換え作物の90％近くに用いられている除草剤でもあり、輸入小麦のほとんどは遺伝子組換えであるともいえます。収穫前に除草剤（農薬）を散布し、栽培中に農薬を散布し、栽培後にも農薬を散布することで、品質の安定化を図っています。この品質の安定化は必要でしょうか。

この海外産小麦は、国が管理しており、輸入国は基本的に米国、カナダ、オーストラリアに限定されています。食べる際には、遺伝子組換えではない、農薬が使われていない、国産小麦を選ぶことが大切ですが、それでもそもそもグルテンですから摂り過ぎないことです。

小麦を使われている中で「パン」（菓子パンは特に！）は、それらに加え、食品添加物の問題がありますので気をつけたいところです。ただ、グルテンフリーにしてもしなくても変わらない人は、素材に気をつければ摂っても問題ありません。腸がよければすべてよし、ということです。


**牛乳を飲むとお腹ゴロゴロの理由は分解酵素がない**

牛乳に含まれている糖質のほとんどは乳糖と呼ばれるものです。この乳糖を分解するには、ラクターゼという酵素が必要です。生乳であればラクターゼは含まれていますが、加熱している現在の牛乳には含まれていないので、自分自身の酵素で分解するしかありません。

ところが、体内でラクターゼを持ち合わせていない「乳糖不耐症」と呼ばれる体質の人が日本には約８割います。牛乳を飲むとお腹がゴロゴロする、下痢をするというのは、この乳糖不耐症である可能性があります。乳糖は母乳（生乳なのでラクターゼは含まれています）にも含まれていて、乳児への大事な糖分供給源になっています。しかし、人間は離乳するとラクターゼの能力が自然に低下するのです。

## もともとの乳牛の種類が腸に負担をかける原因に

乳糖不耐症以外に、牛乳を飲むと便秘や下痢など体調が悪くなる人がいます。それは、カゼインというタンパク質が分解しにくいアミノ酸配列をしていて、腸の粘膜を傷つけて炎症を起こしやすいからです。

カゼインにはいくつかの種類があり、その中の１つにβ（ベータ）カゼインがあります。βカゼインには、さらにタイプがあり、「βカゼインＡ１」と「βカゼインＡ２」という２タイプが確認されています。乳牛で一般的なホルスタイン牛は、牛乳中にＡ１タイプとＡ２タイプの両方を出す系統とＡ２のみを出す系統に、遺伝的に分けられます。この中のＡ１タイプのカゼインが原因となって腸に悪影響が生じ、牛乳を飲めない人がいるのです。

乳牛の乳は、もともとカゼインＡ２でしたが、約２千年前に北欧で乳牛が突然変異によって、カゼインＡ１を含むようになりました（代表的なのが「ホルスタイン種」）。日本の牛乳は、約99％がホルスタイン種のため、ほぼＡ１タイプということになります。

## 牛乳は腸活以外にも避けたいワケ

人間は、お母さんのおっぱいが出るタイミングは、当然赤ちゃんが生まれてからです。しかし、現代の酪農の75％以上は、妊娠牛からおっぱいを搾っています。妊娠していますから、女性ホルモン（エストロゲン）も自然に含まれます。妊娠牛からの搾乳理由としては、大量に安く供給する必要があるため、ゆったりとした自然のスピードが許されません。妊娠して出産後、搾乳しながらまた妊娠してという、毎年出産と妊娠を繰り返すということです。

牛乳中の女性ホルモンは、熱に強いため、加熱殺菌によって分解されません。動物食品中の残留ホルモンは有毒で、発がん性の可能性があり、特に乳がん、卵巣がん、前立腺がんに関連する可能性があるという研究報告もあります。

確かに、牛乳は、カルシウムやビタミンなどの栄養素が豊富に含まれていることも事実です。ただ、牛乳を摂ることのメリットとデメリットを比べた場合、デメリットのほうが大きいということもあり、私は「牛乳は嗜好品」と考えています。

## 5　動物性たんぱく質と上手に付き合っていこう

動物性たんぱく質の中でも、特に肉に関しては様々な意見がありますが、食べ過ぎず、安全で良質な肉を選ぶことです。食品添加物がたくさん使用されているようなベーコン、ハム、ソーセージなどの肉の加工品は避けること、もしくは無添加のものを選ぶことです。

牛や豚、鶏の良質な動物性たんぱく質として共通していえることは、放し飼い、もしくはそれに近い環境で、抗生物質などの薬剤フリー・遺伝子組換えフリー・ポストハーベスト（残留農薬）フリーのエサである、そして植物性のエサでもあることです。

放し飼いにより動き回ることで筋肉もつくため、歯ごたえがよく、その肉本来の味になります。牛肉は、どちらかというと牧草のみで飼育された肉の「グラスフェッド」の赤身肉です。ブランド豚や銘柄豚と呼ばれている豚は、飼育環境やエサに関する情報が記載されている場合が多く参考になります。鶏肉は「地鶏」で、比内地鶏や、名古屋コーチンなどがこれに当たります。鶏卵は、平飼いや放し飼いでも有精卵です。温めれば孵化することから、完全食に近いくらいの栄養素が詰まっているといえます。

魚は、やはり養殖よりは自然に育ったものです。養殖は、病気予防のために水産用ワクチンを、病気治療のために抗生物質、合成抗菌剤などをエサに混ぜています。もちろん、国の認可で使用しているので問題はないのですが、選びたいのはやっぱりそれらのない自然育ちのものです。ただし、天然魚でも、海の中で食物連鎖の上位にいるマグロなどの大型魚は、生物濃縮によって高濃度の水銀が蓄積している可能性が高いので注意が必要です。

## 肉を食べ過ぎるから病気になる

たんぱく質が体にとって不可欠な栄養素であることは間違いありませんが、タンパク質でも特に現代人の肉の過剰摂取による弊害が指摘されています。その代表的なものが、肝臓と腎臓への負担です。

窒素を含んでいるたんぱく質は、代謝のプロセスでアンモニアを発生させます。アンモニアは、毒性が強いため、肝臓はこれを毒性の低い尿素に変えますが、大きな負担にもなっています。尿素は血液に入って腎臓に送られ、濾過されて尿として排泄されるわけですが、この濾過作業が腎臓に負担をかけているのです。

このように、肉を食べ過ぎれば、肝臓にも腎臓にも大きな負担を強いることになるのです。腎臓が悲鳴をあげて、尿素の濾過がうまくいかなくなると、尿酸が蓄積され、高尿酸血症、さらには痛風にもつながりかねません。

もう1つの問題は、肉をたくさん食べると血液が酸性に傾いてしまいます。そうなると、骨や歯のカルシウム（アルカリ性）を溶かして血液中に送り込むことによって、体は中和するように働いていきます。これは、精製糖や牛乳の摂り過ぎでも生じる「脱灰《だっかい》」と呼ばれています。

また、たんぱく質の食べ過ぎによる消化不良も問題です。小腸で吸収されず大腸にまで行ってしまったタンパク質は、停滞により腐敗の大きな原因になってしまうのです。停滞しているこの過剰アミノ酸や未消化タンパク質を悪玉菌が分解していきますが、このときにできるのがアミノ酸代謝産物の「窒素酸化物」です。スカトール、インドール、アミン、フェノール、硫化水素、アンモニアなどがその代表的な窒素酸化物ですが、これらの有害物質はさらに強烈な発がん物質のニトロソアミンをつくり出します。これらの様々な有害物質は腸から吸収され、血液を汚していきます。

そういったことからも、肉を食べるとすれば、週に1～2回くらいがおすすめ頻度ですが、多くなっても、くれぐれも魚を食べる回数よりは増えないように気をつけてください。魚でいうと週に4回は食べる生活です。玄米や野菜を中心に魚、時々肉も食べるくらいの食生活がおすすめです。

**動物性たんぱく質をスープで摂る「ボーンブロス」**

肉を食べることの弊害を抑えながら、肉のメリットを活かすには、「ボーンブロス」スープがおすすめです。鶏や豚、牛、魚などの骨からとったスープで、鶏ガラスープよりも更に時間をかけて煮込んだものです。

ボーンブロスは、たんぱく質が消化しやすいアミノ酸（グルタミンやグリシン）の状態になっているため、消化に負担がかかりません。アミノ酸は、腸の粘膜を修復し、炎症を抑えるのに役立つことで、リーキーガット症候群などの治療としても栄養療法の分野にて活用されています。

また、現代人に不足しがちなカルシウムやマグネシウムなどのミネラルや、コラーゲンも豊富のため「天然のサプリメント」とも言われています。

ボーンブロスを飲み続けることで2週間くらいで便通が整ったり、2〜3か月後には疲労感が取れたり、態度が穏やかになったりする効果が見られたという医療機関の症例もあります。手軽にできる方法なので、安心安全な素材を揃えて試してみてください。

## 6　よい水を飲むことが大切なのに足りていない人が多い

現代社会における多くの人は、コーヒー、お茶、ジュース、清涼飲料水、炭酸飲料水は飲んでも、水としてはほとんど飲んでいない傾向にあります。そういった飲み物の多くは、利尿作用があり、身体が常に脱水化しています。脱水していることで、ミネラルのアンバランスを招き、ホルモンバランスを崩しやすくしています。

人間の体の6〜7割は水でできていて、酸素の次に「なければ生きていけないもの」が水で、非常に大事なものです。体の細胞には常に良質な水が必要だからです。水を充分に摂ることで、老廃物や毒素を素早く排出でき、全身の新陳代謝を改善してくれるわけです。そして、体がしっかり潤っていれば、肌もみずみずしく潤って輝くということにもなります。

### 水を飲む量とタイミング

1日にマグカップ8杯（約2ℓ）の水を飲み、肌を含む全身を潤わすことです。

飲み方は、寝起きにマグカップ1杯（250㎖、白湯でも可）です。寝ている間の脱水と、朝の排泄がスムーズになります。そこから昼食の30分前までの間に2杯（500㎖）、昼食後から夕食の30分前までの間に3杯（750㎖）、夕食後から寝る前までに2杯（500㎖）の合計2リットル。例としては、このようなタイミングですが、こまめに2リットル飲めていることになれば、大丈夫です。

食事中は、消化酵素が薄まってしまうために水は飲みません。喉が渇いている場合のために、食前30分に水を飲みます。食事中の味噌汁やスープ、そして食事を楽しむためのアルコールなどは別です。

また、体が水不足に陥っている場合、尿の色が濃い黄色や橙色になっています。腎臓が体内毒素を除くのに苦労して、尿が濃くなっているのです。正常な尿の色は無色から薄黄色が理想的です。

**良質な水は体内をクレンジングする**

飲んだ水は、約15分で皮膚の表面に達し、約20分で細胞全体に達します。ですから、良質な水をきちんと飲んでいると、体の細胞は水で満たされ、同時に老廃物を排出されるのです。水が体内や腸内できちんと循環することで、腸内環境が整えられ、新陳代謝もよくなり、胃腸の働きもよくなり、排尿、排泄の状態もよくなり、血中の中性脂肪や尿酸値なども減り、皮膚はみずみずしさを増し、結果として体の健康と若さを維持できるというわけです。

こういったことから、分子栄養ファスティング中のデトックス（解毒）を円滑に進めるためにも、ファスティングドリンクの規定量とは別に、水２リットルを飲むことが必要になってきます。

ここでの水は、文字通り「水」です。カフェインを含むものは、利尿作用があるために水にはカウントできません。カウントできるものでは、ルイボスティーや麦茶などのノンカフェインになります。

普段、全く飲めていない人は、できる範囲で、できる限り少しずつ飲んでいきましょう。運動するときは、さらに汗で失われる分もプラスして飲みます。水が足りないと、細胞に水分を貯め込もうとする作用が働き、むくみやすくなります。むくみ解消のためにも積極的に水を飲みます。

### 水の質はとても大切

塩素が入っている水道水は、活性酸素を発生させてしまうということからも、飲み水としてはおすすめではありません。塩素処理によって塩素と水が反応し、活性酸素の一種である次亜塩素酸を生じます。また、生活排水が沼や湖に流れ込むと富栄養化をもたらし、フミン質という物質が生じ、この水を塩素処理するとトリハロメタンという発ガン性物質が生成されてしまいます。

ペットボトルの水は、NPO法人食品と暮らしの安全基金が2007年に行った独自調査によると、有名10銘柄中8つから硝酸態窒素が検出されたというデータもあり、安心安全なものを選びたいということもあります。硝酸態窒素は、血液の酸素運搬能力を奪うなどの特徴があり、安全が確かな水質のものであればよいのですが、買い揃える手間とコストもかかります。

それらを考えると、サーバータイプや浄水器を設置することも有効です。浄水器でも、蛇口に取りつけるタイプより、家の水道管のおおもと、元栓に取りつける「セントラル浄水器」タイプです。分譲マンションの戸別でも対応できるものもあります。

台所や洗面、お風呂周りといった皮膚から入る塩素も、家の元栓から浄水器を通すことで、より健康に気を配ることができます。塩素のほかの重金属や不純物などもフィルターでカットできます。わが家もそれに替えてから、以前よりも水がまろやかに感じられ、皮膚炎症も和らぎました。

# 第7章

# ファスティングについて知っておきたいQ&A

## 1　本当にお腹は空かないですか（耐えれるかなぁ…）？

ファスティングドリンクと水だけでお腹は空くのではないかと心配する方は多くいますが、意外とお腹は空かないのです。これは、ドリンク成分と脳の働きに関係してきます。

お腹が空くという生理現象は、脳が栄養を欲しがっているという状態に置き換えられます。専用ドリンクは、必要最低限のカロリーと、必要量の栄養素を配合されており、脳のエネルギーに必要な栄養分が含まれているために、胃の中に食べ物がなくても、空腹感を感じにくいのです。全く空腹感を感じない方もいます。

また、ファスティングを始めて24時間～48時間くらいから、体内のケトン体量が通常の１００倍くらいに増えることで脳がリラックスし、さらに空腹感を感じにくくなります。

**脂肪燃焼のメカニズムとケトン体について**

普段、体内では、ブドウ糖を燃やしてエネルギーにしていますが、ファスティング時には体のエネルギー源であるブドウ糖を使い切ってしまうため、発生した脂肪酸を利用します。

脂肪酸は、直接、筋肉のエネルギーとして利用され、肝臓でケトン体として生成、脳のエネルギーとして利用されます。体内に蓄積されている脂肪をエネルギーとして利用するので痩せるわけです。

ファスティング時に生成されるケトン体は、脳の食欲中枢に働きかけ、空腹感をなくす作用があります。専用ドリンクの栄養素配合によるもの、人間の体内で働くメカニズムの２つによってお腹が空かないのです。

## 2　ダイエット目的ですがどのくらい痩せますか？

個体差があります。もともとの体脂肪なども関係ありますが、３日間のファスティングで2～5kgの減量が期待できます。

ファスティングをすることで、体内に蓄積している脂肪が減っていきますが、普段の食習慣、生活習慣にも影響してきます。運動をほとんどしていない、筋肉はあまりない、そして冷え性であったり、体を冷やしてしまう物を好んで食べたり飲んだりしていると、代謝が悪いため、体重は落ちにくい傾向にあります。

しかし、ファスティング前の準備として、食習慣を見直し、代謝を上げていき、ファスティングを行なうことで、結果もよい方向に変わってきます。つまり、その人次第となるわけです。

ファスティング本来の目的は、「あなた自身の健康な体を取り戻す」ということですので、食習慣、生活習慣を見直し、実践することで、デトックスになっていきます。その延長上に脂肪燃焼、ダイエットがあります。デトックスファーストということです。

## 3　宿便どっさり！　と聞きましたが本当ですか？

出る人もいれば、出ない人もいて個体差があります。

実を言うと宿便とは、よく言われるような「腸にこびり付いた古い便」ではありません。宿便は、黒色が特徴ですが、あの正体は胆汁なのです。胆汁というのは、肝臓下の胆嚢から出る物で、食べたものが胃に入り、胃酸で粥状になり、十二指腸に流された後に胆汁が出てきます。この胆汁（アルカリ性）のおかげで胃酸によって酸性になったものが中和されるのです。それが腸で吸収されたり、便になって出てきたりするのですが、この便の黒色のもとが胆汁で、主成分はコレステロールです。

胆汁は、腸からもう1回吸収されて、肝臓に戻ってしまいます。これが結構やっかいで、胆汁(脂質)の中に悪い物が溜まってしまいます。ファスティング中は固形物を取らないために、胆汁を使う必要がありません。3日間以上固形物を摂らないので、胆汁はこの期間にどんどん溜まっていきます。もし、ファスティング中に黒っぽい水便が出た場合は、それがいわゆる宿便です。そこで出なかった場合は、復食期間の1日目にスッキリ大根を食べることで、とんでもない量の宿便が出てきます。

そういうわけでスッキリ洗浄ができるのです。黒い便が出る出ないは、自身の体の状態で、腸の状態を知る指標になるかと思います。もし、黒くドロドロした宿便と定義される物が出なくても、がっかりせず、安心してください。それが出る人は早くて５日目以降くらいからです。いずれにしても、体・腸は爽快感が味わえます。

## ４　筋肉は落としたくないのですが、いかがでしょうか？

分子栄養ファスティングでは、その脂肪燃焼のメカニズムにより、ほとんど筋肉が落ちないのでご安心ください。

ファスティング中は、筋肉や肝臓に貯めたエネルギー（糖）が枯渇することで、脂肪燃焼が促進されて、ケトン体が通常の１００倍くらい出てきます。それによって、全身のエネルギー、筋肉や脳のエネルギーになっていくのです。これがファスティングによる脂肪燃焼効果です。

ファスティングドリンクは、甘いために、ケトン代謝にならないのではという声もありますが、実際ファスティング中にＫＡＬＡ（推奨ドリンク）で摂取する糖質量は１３０g程度になります。これは糖質制限レベルでいうと、中程度の糖質制限レベルになるのです。

つまり、ファスティング中も、甘いファスティングドリンクを飲んでいるけど、糖質量が少ないので、それによってケトン代謝になっていくということです。そのケトン体は肝臓でつくられて、全身にエネルギーを運んでいますが、肝臓自身ではケトン体は使えません。これは肝臓でケトン体をつくっているのに肝臓自身が使っていると、全身に運ばれなかったり、全体で不足するからです。

では、肝臓が栄養を枯渇のとき、どこからエネルギーを確保するのかというと、①筋肉だったり、②脂肪を分解して糖につくり変える、それを肝臓のエネルギーとして使う機能が「糖新生」です。

糖新生というのは、肝臓のエネルギー（糖）が枯渇することによって、筋肉を分解したたんぱく質を糖につくり変えて、肝臓のエネルギーにする仕組みで、これが空腹時における筋肉の減少です。

これに対してファスティング中は、ＫＡＬＡで糖質が肝臓のエネルギーになります。ＫＡＬＡに含まれるマグネシウムやＬカルニチン、これらの栄養素がケトン体代謝を高めつつ、糖を摂取することで、筋肉の減少を抑えながらファスティングを行うことができるので筋肉が減少しないということです。

簡単に言うと、水だけの断食では糖新生によって、筋肉から糖にまでつくり変えられて、エネルギーにするために筋肉が減少する。分子栄養ファスティングでは、脂肪をエネルギーにするために脂肪が先に減少していくということです。それでも筋肉減少が心配な方は、ファスティング中に少量のアミノ酸を摂取しながらやることをおすすめしています。

また、ストレスを抑えることも大事になります。ストレスを受けると、コルチゾールというストレスを抑えるホルモンの分泌が増えるのです。コルチゾールは、筋肉を分解して糖新生を促進するという働きもあるので、常にストレスを受けている人は、糖新生が亢進されます。これにより、筋肉がどんどん減少していくことになります。ストレスケアとして、岩盤浴、半身浴で体を温めたり、オイルマッサージやヨガ、瞑想などで心落ち着かせることもいいでしょう。

## 5　ガリガリ体型ですがファスティングは可能ですか？

太れなくて困っている…、筋肉を増やしたいけども全然増えない…。そのような方が、デトックスをしてみたい、体質を変えたい、しかし、痩せているためどうなのかという質問ですが、ファスティングは可能です。

痩せている方がデトックスしたことにより、低体重から標準体重になった方がいます。それも脂肪を増やして太ったのではなく、体脂肪率はキープし、筋肉を増やして、体重を増やすことができています。

分子栄養ファスティングは、水断食とは違い、最適な栄養素を摂りながら行うため、ホルモンバランスが整っていき、筋肉の合成を促す成長ホルモンの分泌が促進され、筋肉がつきやすくなるため、筋力トレーニングはおすすめです。２日に１回の頻度でトレーニングジムに通い、栄養豊富なプロテインも摂取しながら、１か月間で筋肉量を２kg増やすことができた、という報告があります。驚きのペースで筋肉ついたのは、分子栄養ファスティングの効果なのかもしれません。

また、ガリガリ体型の方は、食べても栄養吸収がしっかりできていなかった、腸内環境があまりよくなかったという可能性があります。ファスティングをすることによって、腸内環境が改善され、食べた物、栄養をしっかりと吸収できる腸になり、体質が変わることで、本来の理想的な体重に近づいてきたのです。体質は分子栄養ファスティングと努力で変えられる、ということです。

## 6　胸が小さくなるのはイヤなんですが…

ファスティングを健康管理として定期的に実践しているYUKIさんからの実体験によると、「バストカップに影響はありません。アンダーバストは確実に減ります。分子栄養ファスティングでは、胸が減るよりも前に、アンダーバストの無駄な贅肉が取れていきます。有酸素運動を使った減量では必ず胸が落ちてしまいます。胸は心臓に近く温まりやすいからです。高校時代柔道部に所属していた私は、大会前の減量で8kgほど落としたことがあります。高校時代の部活ですから、有酸素運動をかなりしていました。同じ5kg痩せるにしたら、ファスティングで5kgか有酸素運動で5kgかと言うと、ファスティングで5kgのほうが胸の減りは少ないです。私はいつも腹部から落ちていくので、ちょっと太り気味だった私は7・6kg痩せても胸のサイズは変わらずでした。余談ですが、私は張りがなくなってしまったバストを少しでもマシにするために補正下着を使っています。背中などの無駄な贅肉が落ちていくタイミングで、少しでも補正下着でお肉を胸に戻してやるとよりよいのかもしれません」のだそうです。

バストは9割が脂肪組織ですが、残り1割の乳腺を発達させる女性ホルモン「エストロゲン」の働きでバストアップ効果があると言われています。このエストロゲンは、酵素の働きを阻害するコーヒーやビタミン・ミネラルが浪費されてしまうスイーツにより、ホルモンバランスが乱れてしまうため注意が必要です。

エストロゲンへの代謝には、ビタミンＢ群、ビタミンＥ、鉄分の補充などが大切となってきます。ダイエットとは違う、脂肪の減り方、体型をつくっていくということです。

## 7　生理前、生理後、ファスティングをやるタイミングはいつ？

痩せやすい時期でもあり、比較的に楽にできるタイミングは、月経が終わった直後から約１週間以内が生理周期とホルモンバランスを考慮した上で適している時期になります。

この時期は、体内から余分なものを排出させ、肌調子を整えて、気分を明るくする「エストロゲン」の分泌が増えます。そのため、代謝が上がりやすく、メンタル的にも安定していて、ファスティングの効果も出やすくなっているのがこの時期です。

逆に、ファスティングに適していない時期は、月経前の約２週間の期間になります。人によってはイライラしたり、食欲が増したり、甘いものを欲したり、腹痛などの不調が出ることもあり、精神的にも不安定になります。

また、プロゲステロンという、妊娠に備えるホルモンが多く分泌され、その働きによって、体に水分を溜め込む作用があります。それがむくみにつながりやすくなるだけでなく、脂肪も落ちにくくなるということです。さらに便秘を引き起こすこともあるので、ファスティングをするには不向きのタイミングになります。

ただし、生理後に合う日程を待っているといつまで経ってもできないという場合は、生理前にやることもおすすめしています。やろうと思ってスケジュールが空いていれば、そこがあなたのタイミングとも言えます。貧血がある人は、少しタイミングが違ってきますので、後述します。

## 8 貧血気味ですが問題なくできますか？

結論からいうと、できる人、できない人がいます。特に女性は、生理、子宮疾患によって赤血球が減りやすいので、貧血の人は注意が必要になります。

貧血とは、赤血球が少ない症状のことで、赤血球には主に酸素、栄養、ホルモンを運ぶ働きがあり、赤血球が少なければ酸素、栄養が十分に運べないことになり、細胞に酸素、栄養がしっかり行き届かなくなることで不調になっていきます。

**赤血球という細胞は26兆個ある**

人の細胞は、約37兆個あるという2013年発表の論文で報告がありました。その報告によると、37兆個のうち約26兆個（70％）が赤血球です。つまり、人の体は、約11兆個の細胞で構成されていて、その倍以上に当たる26兆個が赤血球なのです。白血球は約110億個です。比べると約2000倍以上も数が違います。そういった細胞の数から考えてみると、それだけ多くの赤血球（細胞）が少なくなっている貧血というのは、体が不調になるのは当然だと考えられます。

赤血球の主な材料は、鉄、亜鉛、たんぱく質です。「貧血＝鉄不足」、そして「鉄分補給」というイメージがあります。もちろん、鉄も大切ですが、その他に、低たんぱく質、亜鉛不足、これらがあることでも貧血になるために、一概に鉄分だけ不足しているとはいえないのです。

**貧血とファスティングの関係**

貧血の人がファスティングを行なうことがなぜ論点なのかというと、ファスティングを行うと血液中の鉄が低下することがわかっており、さらに鉄の吸収を止める働きがある「ヘプシジン」というたんぱく質が、体内で増えるという報告があるからです。

ヘプシジンが増えるということは、鉄の吸収を抑えてしまうので、赤血球をつくる働きも抑えてしまうということが考えられます。ただし、普通の食事を食べ始めるともとに戻っていきますが、貧血を抱えている人は、もとに戻っていくまでに貧血リスクが高くなるので、ファスティングを行なうには注意が必要です。貧血なのに、ファスティング中はさらに貧血症状が亢進してしまう可能性があるということなのです。

また、場合によっては、貧血があっても、ファスティングをして体調がよくなる人もいます。これは、ファスティングを行うことで、炎症が改善されたり、消化吸収、代謝がよくなり、体調がよくなっていく人です。

それで貧血が改善されるのかというと、その判断は難しく、ファスティングが終わった後も、食事を整えていき、貧血の改善し続けていくような姿勢が大事になってきます。

基本的には、貧血のある人がファスティングをやると、貧血リスクが高くなる可能性があるため、まずは貧血の改善を優先し、その後にファスティングをするという順番です。

しかし、前述したように体調がよくなるケースもあるので、体はどのような状態なのか、どの程度の貧血であるのか（血液検査データ等をもとに）、ファスティング指導専門家に相談しながら、進めていくのがよいでしょう。

## 9 ファスティングは誰でもできますか？ やらないほうがいい人は？

基本的に、「○○の不調で今ずっと通院しています、そのため薬も毎日飲んでいます」ということでなければ、誰でもできます。ファスティング中は、デトックスが行われるため、肝臓や腎臓を中心に体に大変負担がかかるので、そのかかわりからできないということです。

ただし、健康であっても、中学生以下の方（15歳以下）は成長期であり、いつでも栄養を必要としていますので、食事をバランスよく摂っていきましょう。

また、妊娠中、授乳中の方も控えてください。お母さん自身がまずしっかり栄養を摂ることが大切です。もう1つの理由として、ファスティングでデトックスをすることにより、胎児、乳児に有害物質の影響が関係してくる可能性があるからです。授乳期が終わってから、ファスティングで体調、体重を整えていきましょう。

次の場合は、事前に、現代ファスティングについての知識がある医師にご相談ください。

**◎ファスティングを行う前に、医師に相談が必要な方**

・活動性肝炎、肝硬変、がん、1型の糖尿病、胃、十二指腸潰瘍の方
・精神病、狭心症、心室性不整脈、その他すでに臓器障害を起こしている方
・副腎皮質ホルモン剤や抗鬱剤などの投与中の方、その他投薬を中断すると危険のある方
・過去に心筋梗塞や脳卒中を起こした方

## 10　専用ドリンクを使わずにファスティングはできますか？

できないことはありませんが、体感や影響の違い、体調を崩してしまう場合があります。

**水断食**

おすすめしていません。水を飲むだけの断食で消化機能を休止すると、急激に有害物質が血液に

放出されて、解毒、排泄に必要なビタミン、ミネラルが不足します。解毒・排泄が間に合わなければ、有害物質は再び血流に乗って全身を駆け巡ることになります。

普段、汗をかいたときは、当然、水分が失われます。水を飲むことによって補給するのですが、失われるのは水だけではなく、他にも塩分やミネラルなども一緒に失われています。水しか飲まなければ、体の中の塩分やミネラルなどは完全に失われてしまい、体調を悪くするきっかけとなります。

実施する期間や個体差もありますが、激しい空腹感、めまい、栄養失調、髪が抜けやすくなる、筋肉が衰えてくるなど、水だけでの影響は様々です。水断食を連日やることで、全身こむら返りのように身体が動けなくなり、低カリウム血症と診断される人もいます。ファスティングドリンクを飲む理由は、体内の栄養バランス、糖質、脂質の代謝を安定させることでもあります。

また、脂肪が燃焼される際に発生するケトン体は、弱酸性物質のため、体が酸化に傾こうとします。そのため、体は、骨からミネラルを抽出し酸化を防ぎます。骨からミネラルが溶け出してしまう症状で、骨を構成しているカルシウムやマグネシウムを失うことに繋がるため、骨折を招いたりします。

さらに、それによって組織や血管壁などにカルシウムが沈着してしまうこともあるため、筋肉の動作に支障が出たりします。

他にも、免疫機能のトラブルやホルモン分泌量の異常など多くの障害を招きます。これらを防ぐためにも必要栄養素が豊富なファスティングドリンクを使用しています。

**自家製酵素ジュース（自家製発酵ドリンク）**

生の野菜や果物などを利用して「酵素ジュース」「発酵ドリンク」づくりが流行っていますが、ファスティングをするためのドリンクとしてはおすすめしていません。

野菜や果物が無農薬であるかどうかということもありますが、栄養バランスがとれているかということです。自分自身で調べることができず、しかも専門知識を有しない人が行うファスティングは危険が伴います。

ショ糖（白砂糖）がしっかり分解されていない、もしくは分解されているかどうかわからないということで、白砂糖の害もかかわってきます。分解されているかどうか、専門機関に出さないと調べることができません。自宅で手づくりした酵素ジュースをわざわざ調べることもしないでしょう。それらの理由により、ファスティングの目的ではおすすめしていません。

酵素ジュースは、健康のために飲むということはいいかと思いますが、常時飲用すると口腔内の状態が驚くほど悪くなるということは、歯医者さんの間では知られています。

体全体によくない影響があるということがありますので、常飲はご注意ください。「酵素流行りにご注意！」で検索すると、症例から書いた歯医者さんの興味深いブログ記事がありますので、参考にしてみてください。

## 11　ファスティング中に頭痛が起こるのはどうしてですか？

ファスティング中に起こる頭痛の多くは、カフェインの中毒作用で、その離脱症状によって引き起こされるものです。普段から、カフェインが含まれるものとしては、コーヒーに限らず、紅茶、緑茶、ほうじ茶、ウーロン茶、ココア、コーラ、エナジードリンクや栄養ドリンクなどの飲料、チョコレートなどいろいろあります。実は、頭痛薬や風邪薬にもカフェインが使われていて、日頃から度々頭痛薬を飲んでいる人は特に注意が必要です。

ファスティングでそれらを断つことにより、カフェインが体内から消えることで、離脱症状として頭痛が引き起こされるというのが原因としてあります。また、この離脱症状は、頭痛だけでなく、吐き気、めまい、胃痛、疲労感、筋肉痛などもあります。これはカフェインの代謝にかかわる酵素が体内にあり、それが十分にあれば影響は受けませんが、その代謝酵素の量が少なかったり、働きの弱い人は影響が出てきます。これらは、カフェイン断ちを始めた準備期間によく起こります。

**頭痛の場合はミネラルが豊富な塩を摂る**

頭痛の場合は、まず、ミネラルが豊富な塩を摂ったり、梅干しを食べることで対応します。さらに、頭痛を抑える効果のあるミネラル「マグネシウム」も摂るとよいでしょう。また、アミノ酸「タウリン」もカフェインの代謝酵素を活性化させ、カフェインの分解速度を速めます。

ファスティング実施期間中にひどくならないためにも、実施前の1週間ほど前からカフェイン断ちをすることで、緩和されます。普段から、カフェイン摂取を少し減らす、マグネシウムを食材でしっかり摂ることで予防につながってきます。

**2日目や3日目に起こる頭痛は夜間低血糖**

2日目や3日目の朝起きたときに、頭が痛い、気持ち悪い、力が出ないということが、寝ている間「夜間低血糖」になっていることによって起こることがあります。低血糖になる原因は、副腎疲労、甘いものの過剰摂取、ストレス過多の人は血糖値を安定させる機能が低下しているからです。

寝ている間はドリンクが飲めないために、それによって血糖値を安定することができず、低血糖で頭痛になるので、寝起きにドリンクの薄めたものを飲むことによって軽減されていきます。

**3日目に起こる頭痛はナトリウム不足**

3日目などに起こってくる頭痛は、ナトリウム不足によって起こる頭痛が疑われます。これは、尿からナトリウムが出ることによって、ナトリウム不足になり、頭痛や吐き気などが起こるのです。

ファスティング中の食塩摂取はほぼゼロですが、体は少なくとも1日や2日は普段どおりに排泄しようとします。そのために、急なナトリウム欠乏が起こります。ミネラル豊富な塩や梅干しなどで対処をすることです。

私は、以前、ファスティング中によくある頭痛、それを越えた「激痛」で頭を抱えながら1日に寝込んでしまったことがあります。甘いものの摂り過ぎ、カフェインの摂り過ぎに加えて、準備期間をしっかりとらずにファスティングに入ったことによるものと推測しています。そういった私の経験からも、普段からの食習慣とファスティングできる準備をしっかりしていくことは大切です。

## 12 ファスティング中の体の冷えは？

ファスティング中は、摂取カロリーが少なく、エネルギー生産が減少するため、体が省エネモードになり、これによって血流が穏やかになり、体温も一時的に少し下がる傾向になることで、普段よりも寒さを感じやすくなります。

冷えは、筋肉が少ないためや、脂肪が少なくなるために冷えるとも言われたりしますが、他にも冷える原因が考えられます。それは低血糖とストレスによるものです。

人間の体は、血糖値が下がり過ぎると体が危険な状態になります。体内でそのようなストレスを受けたとき、恒常性の働きで、血糖値を上げるためのホルモンがいろいろ分泌されます。その中にはアドレナリン、ノルアドレナリン、グルカゴンといったホルモンがあり、それらが分泌されるために生じる症状が寒気で、交感神経症状とも呼ばれます。寒気は、血管が収縮し、血流が悪くなっていることで、手先足先の冷えということです。そして自律神経も乱れていきます。

しかし、ファスティングをすると、本来、体が温かくなっていくはずです。これは、人間の細胞内にあるミトコンドリアという細胞小器官が、代謝によって熱エネルギーを生み出すからです。ファスティングによってケトン体が増えるということと、オートファジーという細胞の中を大掃除する機能が活性化することで、ミトコンドリアが新しく生まれ変わるために、本来、元気なミトコンドリアが増えて活性化されることで、熱エネルギーにより体温が上がり温かいとなるはずなのです。

自律神経が整っている人にとってファスティング中は、ポカポカと体が暖かいのです。自律神経が整っていない人は、いくらミトコンドリアが増えても、低血糖や自律神経の乱れのほうが勝り、手先足先の血管が収縮してしまうことにより、冷えたままになるのです。

したがって、ファスティング中はこまめにドリンクを飲んで、血糖値を安定させることが大切になってきます。また、「寒さ」もストレスになってしまい、それも余計に寒さを増幅してしまう悪循環になりますので、軽減させるために何よりも、体を温めるということが大切になってきます。

## 13　ファスティング中の冷え対策はどうしたらいいですか？

ファスティング中の冷え対策には、大きくは外から温める方法と内から温める方法の２つに分けることができます。

## 外から温める

・ボディウォーマー：腹巻のことで、お腹を温めることで、全身の血流がよくなり、代謝が上がります。最近は薄手でアウターに響きにくいものが多く出回っていますので、着ぶくれせず、手軽に防寒対策できます。

・あったかインナー上下：最近は遠赤外線などで体を温めるものや、保温だけでなく、発熱や保湿のものまでいろいろあります。また、化学繊維のものは静電気を起こしやすく、人によっては体の血行を悪くしてしまったり、肌が乾燥しやすくなったりしますので注意が必要です。

・ホッカイロを貼る：お腹、首筋、肩甲骨、腰など、冷える部位に貼ります。低温やけどに注意。

・厚手の靴下を履く：冷えは特に足元なので冷やさないように。

・風呂に入る：発汗を高めて代謝を上げるような入浴剤も合わせると有効。

・岩盤浴・陶板浴・低温サウナ：発汗を高め、代謝を上げ、汗による解毒効果もあり。

・よもぎ蒸し：汗とよもぎの解毒効果で、お腹と子宮をしっかり温め、代謝を上げる。

・ストーブやヒーターで温める。

寝るときのケアも大事です。布団乾燥機や湯たんぽで寝る前にベッドの中を温めます。特に睡眠時は1日の自律神経をリセットするタイミングなので、質のよい睡眠を得ることです。ベッドを温めることで、寒くて目が覚めることもなくなり、寝起きもスッキリして、楽に目覚めることができるのでおすすめです。

なお、電気毛布やホットカーペット、電気足温器などで電磁波カット対策のない製品は、体への影響のためおすすめできません。

**内から温める**

・ファスティングドリンクを温めて飲む：60℃くらいに温める。
・温かいハーブティー：ルイボスティーなどのノンカフェインのものを。
・乾燥生姜湯：冷え対策としての生姜湯は、生のしょうがをすりおろしたものではなく、「加熱して乾燥させた生姜」です。加熱し乾燥させた生姜は、「ショウガオール」という成分が多く含まれており、血行促進効果が冷え性に対して有効に働きます。それに対して、生の生姜は、ジンゲロールと呼ばれる成分が含まれており、解熱作用や強い殺菌効果があり、体内の熱を取り除き、体の表面を温めてくれる効果があるために、体の芯まで温めたい場合にはおすすめではありません。

こういったことからも、ファスティング中に冷える人は、低血糖やストレスによって交感神経が過剰に働くのを防ぐことと、アウターとインナーから温めることを意識すれば、それほど冷えで悩むこともなくなるので、冬でも安心してファスティングをやっていくことができます。

普段から冷えで悩んでいるという人もファスティング中だけではなく、できることから実践してみてください。

## 14　サプリメントの摂り方はどうしたらいいですか？

基本的には、普段の食事から栄養を摂ることです。サプリメントは、その意味のとおり、食事の補助、栄養補助食品ですが、現代人は効率よく栄養を摂るためにも必要な場合もあります。加工食品・食品添加物の普及、土壌の酸性化による食物の栄養素の減少などの理由です。

しかし、まずは、食事を正し、ファスティング実践後、毛髪ミネラル検査などで体内の栄養状況を知ることです。

毛髪から体内のミネラル成分を測定する予防医学検査で、体内のミネラルバランス、有害重金属による汚染などを把握することができるため、不調の原因も推定できるということもあり、先に検査をしてみることも有効です。

データを取ることで、どうしても不足がちになる栄養素はサプリメントで摂るという考え方です。ただし、日本で購入できる多くのものは、成分表示でもわかるように、添加物が多く良質なサプリメントは少ないのが現状です。

また、分子整合栄養医学では、血液検査の項目によっても推測できたりもします。ファスティングカウンセリングをされた方は、毛髪ミネラル検査、サプリメント、血液検査等も指導専門家のところでも可能な場合もありますので、併わせて相談してみてください。

## 15　ファスティング中にしたほうがよいことはありますか？

ファスティング中は、食事の時間がなくなることで、その時間を有効に使うことができます。人それぞれ、時間の有効な過ごし方が違います。朝食を摂らない分、いつも時間がない人には出勤前の時間にゆとりが持てたり、家族との接する時間が増えます。昼食を摂らないことで、いつも午後には眠たくなる人は、それが回避できて、集中力を切らさずに過ごすことができます。さらに、時間ができることで、仕事や家事に効率よく回せます。夕食を摂らない分、家族との団らんの時間が増えます。

休日ともなると、１日を丸ごと使えるため、見たかった映画やドラマを楽しむ時間に充てたり、美容院やマッサージ、ネイルサロンなど、美に磨きをかける予定を入れたりする人も多いです。読みたかった本を一気読みといったことも、脳が活性化していますので、実現可能です。

この機会に大掃除、片づけを始める人もいます。体内だけでなく部屋の断捨離も行うことにより、いっそう身も心もスッキリします。また、体を動かして、ヨガなどで心身ともにリラックスする時間をつくるのもいいですし、ウォーキング、ピラティス、ストレッチなどもおすすめです。

体内の浄化とともに、心まで満たされ、楽しい気持ちでファスティングを乗り切ることができます。

## ダイエット効果を高める

その中でも、ダイエットを目的として行う人は、しっかりめのウォーキングをおすすめしています。40分以上のウォーキングを行うことで脂肪燃焼効果が高まります。ただし、激しく発汗する運動は、普段からやっていなければおすすめできません。

## デトックス効果を高める

体質改善やデトックス効果を高めるには、体を温めて代謝を上げることが大切です。岩盤浴、陶板浴、低温サウナ、よもぎ蒸し、半身浴など、じっくり体を温めることで代謝を上げてよりデトックス効果を高めることができます。その際、急に立ち上がると立ちくらみを起こすことがあるのでゆっくり立ち上がるようにしてください。

## 自分と向き合ってみる

このタイミングで自身と向き合うこともよい時間の過ごし方です。ＳＮＳやインターネット、テレビなどの情報の波から少し離れてみることが、ストレスの緩和に繋がります。瞑想、ストレッチ、ゆったりと音楽を聴いたり、自分なりのリラックス方法を見つけて、心のデトックスとしても有意義な時間になります。今後、自分はどうしたいのか、どんな人生を送りたいのか、ワクワクしながら今後の「やりたいことリスト」や「人生のプラン」を書いてみるのもいいでしょう。

## おわりに

「頑張らなくていいですよ」──私がいつもファスティングサポートのときに伝えている言葉です。「明日も頑張ります！」などの言葉をいただくので、「頑張らなくていいですよ、それよりも体の変化を楽しんでくださいね」と伝えています。

気合いや我慢が必要なダイエットの類でしたら、そういった言葉も必要かもしれませんが、分子栄養ファスティングは、準備さえキチンとしておけば辛さとは無縁、むしろ快適過ぎるくらいの有意義な時間となってきます。

ファスティングは、正しく始めてしまえば、「なんだ、全くツラくないなら、もっと早くやっておけばよかった。余計な心配だった」というような声をよくいただきます。今では、こういった言葉をいただきながらも、多くの方をサポートさせていただいていますが、始めた当初は、ファスティングというものを伝えていくのに、時間を要しました。

「ファスティングによって、短期間で体を変えることができたという感動を、多くの人に伝えていきたい！」──そういう思いから、生業としてスタートしたのが7年前です。その頃はファスティングというと10人中10人が知らない、つまり全く知られていないという状況でした。

そんな時代、環境ジャーナリストの船瀬俊介さんとの運命の出会いがありました。「島田さん、ファスティングの専門家なの？　私ね、今、ファスティングの本を書いてるの。これが『3日食べなきゃ！

７割治る』っていうタイトルなんだけどいいでしょ、このタイトル。島田さんね、今度、ファスティングのことで電話させてもらっていいかなぁ？　インタビューのような感じで、専門家からの意見をいろいろ聞かせて欲しい」。こんなやり取りで私は船瀬俊介さんの書籍の「あとがき」で紹介していただきました。今ではファスティング書籍ベストセラーにもなっているおすすめの本です。

私の紹介とは、「断食というと修行のイメージがありましたが、デトックスや体質改善のためのファスティングというものとして正しく広がってきている兆しがあり、予防医学の世界も変わりつつあります」というような内容です。

その出版から2か月ほど経ったときには、日本テレビ系のバラエティー番組「嵐にしやがれ」の出演依頼がありました。私を含めた38人の「今、断食にはまっている人たち」ということでゲストとして呼ばれ、今、断食がブームになりつつあるという特集が組まれ、ここでも全国に向けて、ファスティングのよさが少しずつ伝わっていったのです。

ただ、ある時期に来ると、ファスティングの効果の１つである、ダイエットがひとり歩きを始めてしまっていました。そのダイエットがきっかけで、後にファスティングの他の効果、可能性を知っていただくということであれば、もちろんよいことではあるのです。たったの3日間で多い人では５kgも減量できる、しかも安全にできるというのは、減量したい人からみると驚異的で夢のような数字です。そこから、ファスティングの可能性がしっかり伝わっていればいいのですが、必ずしもそうではないようです。

そんなことを考えていたとき、出版が決まりました。本当にありがたい、感謝すべきご縁です。ファスティングの大いなる可能性や、あなたが気づいていない自分自身の体の仕組みを多くの人にきちんと伝えたかったからなのです。

振り返ってみると、8年前はジャンクフードばかり食べていた私が、今では食で、多くの人の笑顔のお手伝いができるようになったり、本を出したりすることになるとは想像もしていませんでした。すべては自身の思ってもみなかったファスティングによる心身の変化から始まったのです。

本書をお読みいただき、ファスティングを一度経験したら、さらに進歩して、2回目、3回目と、複数回やるところまで進んでいただきたいと思います、私が半年で3回のファスティングを経験したように…、45年間苦しんだ喘息が完治したように…。デトックスを今まで1度もしたことがない人は、40歳の人は40年分、50歳の人は50年分の不要なものが溜まっていると思ってください。それを、たった3日間の1度きりではリセットしきれないのです。

そして定期的に行うことです。部屋の掃除と同じようなものです。いくらしっかり掃除をしても何日かすると、どこからともなく綿埃が発生しています。それと同じで、いくらファスティングをやったからといっても、日々毒を入れないように注意していても、避けられません。今この社会で生きている限り、「毒」を完全に排除することは不可能なのです。綿埃と同じように、知らず知らずのうちに少しずつ溜まっていくことで、ファスティング直後の快適さが徐々に失われていきます。16時間ファスティングなら、毎日でもおすすめです。24時間ファスティングは、月に2～4回の頻度で、3日間であれば1か月に1回くらいが望ましいです。3日を超えるファスティングともなると、3か月に1度ほどでやっていただくと、さらに効果を実感、快適な体は持続できるかと思います。

そうすることによって、食に対する意識が上がるというのも、ファスティングの効果の1つです。せっかく綺麗になり、快適になった体を曇らせたくない、体に悪いものを入れたくないという気持ちが働き、買うもの、食べるもの、より安全なものを選択するようになります。それは、無理してそうしているわけではないのです。自然と買いたくなくなる、食べたくなくなるのです。

こうして、ファスティングを経験した人は、食意識が高まるので、体内もどんどんキレイになっていきます。

本書は、ただノウハウというより、現代を生き抜くこれからの健康のあり方、体の仕組みを知っていただきながら実践していくために書きましたので、できるところから少しずつでも進めてみてください。私が経験してきたこと、学んできたことをページ数の許す限りすべてをおさめました。まずは小さくても、始めることが大事です。あなたのできるところからの第1歩を応援しています。

7年という月日が経ちました。ここまで来られたのも、一般社団法人分子整合医学美容食育協会の阿部ひとみ代表理事、中武賢臣学長はじめ本部の皆さま、ファスティングライフ株式会社スタッフの皆さま、私にファスティングを伝えてくれた鮎田奈央海講師、ファスティングマイスターの諸先輩方および仲間、私のファスティングサポートを信じてついてきてくれた皆さま、本書の体験談にご協力いただいた7名の皆さま、そして両親、家族のおかげでもあります。

この場を借りて心より感謝申し上げます。

最後になります。

こうして本書を手に取っていただき、ここまで読んでくださり、本当にありがとうございます。これも1つのご縁です。このご縁が、今よりももっと健康になりたい、美しくなりたいと思う、あなたのお役に少しでも立てれば嬉しいです。

そして何よりも、本書がきっかけで、あなた自身が幸せで笑顔にあふれ、成し遂げたいことが実現すること、より人生が好転することを心から願っています。

島田　旬志

## 【参考文献】

『ファスティングマイスター学院検定公式テキスト』分子整合医学美容食育協会
『プロフェッショナル・ファスティングマイスターテキスト』分子整合医学美容食育協会
『きいてんのか？』文化検定徳育総合研究所
『スポーツ栄養コンディショニングアドバイザー』日本スポーツ栄養コンディショニング協会
『オーガニックセラピスト公式ガイドブック』国際オーガニックセラピー協会
『健康経営アドバイザーテキスト２０１９』東京商工会議所
『リーダー必読！「ほめ達」の極意 やる気を引き出す「心の報酬」』西村貴好（ＰＨＰ研究所）
『脳と体が若くなる断食力』山田豊文（青春出版社）
『病気がイヤなら「油」を変えなさい！』山田豊文（河出書房新社）
『３日食べなきゃ、７割治る！ 病院で殺される前に』船瀬俊介（三五館）
『空腹力やせる、若返る、健康になる！』石原結實（ＰＨＰ新書）
『１日３食をやめなさい！』内海聡（あさ出版）
『医者だけが知っている本当の話』内海聡、真弓定夫（ヒカルランド）
『「酵素」の謎 なぜ病気を防ぎ、寿命を延ばすのか』鶴見隆史（祥伝社新書）
『毒だらけ 病気の９割はデトックスで防げる！』内山葉子（評言社）
『「重金属」体内汚染の真実 本当のデトックスのすすめ』大森隆史（東洋経済新報社）

『実践「口腔内科」口の中から体調不良の原因を探る！』清水英寿（現代書林）
『薬剤師は薬を飲まない』宇多川久美子（廣済堂出版）
『「砂糖」をやめれば10歳若返る！』白澤卓二（ベスト新書）
『乳がんと牛乳 がん細胞はなぜ消えたのか』ジェイン・プラント（径書房）
『サプリメントの正体』田村忠司（東洋経済新報社）
『体温免疫力 安保徹の新理論！』安保 徹（ナツメ社）
『考える腸ダマされる腸』藤田紘一郎（日本文芸社）
『大便力 毎朝、便器を覗く人は病気にならない』辨野義己（朝日新書）
『体内の「炎症」を抑えると、病気にならない』池谷敏郎（三笠書房）
『スローな手づくり調味料』林弘子（晶文社）
『健康の結論「胃腸は語る」ゴールド篇』新谷弘実（弘文堂）
『発想の転換で元気に長生き 健康自立力』田中佳（メタモル出版）
『よく噛んで食べる 忘れられた究極の健康法』齋藤 滋（生活人新書）
『発達障害の子どもが変わる食事』ジュリー・マシューズ（青春出版社）
『シリコンバレー式自分を変える 最強の食事』デイヴ・アスプリー（ダイヤモンド社）
『アスリート医師が教える 最強のアンチエイジング食事術51運動術26』黒川愛美（文藝春秋）
『幸福寿命 ホルモンと腸内細菌が導く100年人生』伊藤裕（朝日新聞出版）

## ご案内

**人生が好転するファスティングの第1歩！　を踏み出したいあなたへ**

体質改革のウソ・ホント！
**『 自分史上最高のあなたに近づく！　7日間無料メール講座 』**

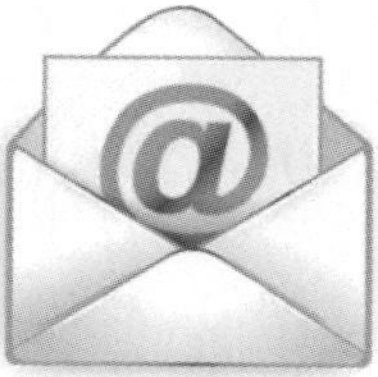

・健康を意識して食べているのに不調の方
・どうしても体重が増えてしまう方
・特別な時間を取らずに、体調を整えていきたい方
・食の基本的なところからも、見直したい方
・ヘルシーなものを食べていきたい方
・医療ではなく、自然治癒力で改善していきたい方
・美味しいものをずっと美味しく食べていきたい方

無料メール講座登録はこちらから
https://maroon-ex.jp/fx140437/2f83ta

**■原液 100%ファスティングドリンク 入手先**

原液 100%ファスティング専用ドリンクの個人購入をご希望の方は、下記の会社までお問い合わせください。

ファスティングライフ株式会社（協会直営正規販売）
〒130-0022　東京都墨田区江東橋 2-3-11 ペルナ錦糸町 1 F
TEL　0120-978-934
プロショップ HP　http://general.shop-pro.jp/

**■「ファスティングと食」を学びたい方のためのおすすめ講座 連絡先**

一般社団法人 分子整合医学美容食育協会　ファスティングマイスター学院
〒130-0022　東京都墨田区江東橋 2-3-11 ペルナ錦糸町 4 F
TEL　0120-954-025
HP　https://www.fasting.bz/

**◎より詳しく学びたい方…通学 or DVD の通信講座で学べます。**

ファスティングマイスター初級（5時間講座）
https://www.fasting.bz/fastingmeister/

**▶なお、個人カウンセリングとファスティングサポート付で「より詳しく学びたい方」はこちらまで。すべてオンラインで対応可能です。島田旬志が直接担当いたします。**

TEL　0120-1740-4091
公式 HP：https://js-fasting.com/
ブログ：https://ameblo.jp/js-fastin

著者略歴

## 島田　旬志（しまだ　じゅんじ）

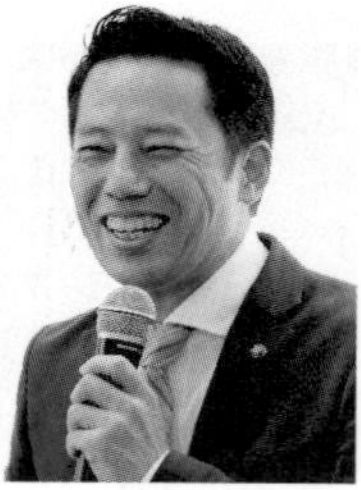

プロフェッショナルファスティングマイスター（1級断食指導者)。J' sプランニング代表。

一般社団法人 分子整合医学美容食育協会 浜松東支部 支部長。一般社団法人 日本スポーツ栄養コンディショニング協会 GM講師。一般社団法人 日本ほめる達人協会 特別認定講師。東京商工会議所 健康経営アドバイザー。

1968年　静岡県生まれ。1歳のとき、気管支喘息を患い、相次ぐ酷い発作により10歳のときには2年半の入院生活を経験。20歳のときには発作による呼吸困難に陥り、人生初の警察車両での病院搬送を経験。

そして45歳、それまで苦しめられてきた喘息がたった半年で、食による体質改革により喘息が完治。同時に体重14kg減量したことに感動し、2013年、美容食育（分子整合栄養医学）とファスティング（デトックス）の認定講師・トレーナーになる。

2014年には、ファスティングマイスター学院にて文化功労賞を受賞。自身でも、現在、毎月ファスティングを行っており、過去には30日間のファスティングを実践している。

2014年には、世界4大ミスコンテストのミセスアース・ファスティング公式トレーナーに。

最近では、自身の経験してきたことや、心と体のデトックスと栄養補給をコンセプトに、ファスティング＆ほめ達の健康経営アドバイザーとしても活動中。

人生が好転するファスティング
—自分史上最高のあなたに変わる現代断食

2020年3月3日 初版発行　2024年7月2日 第4刷発行

著　者　島田　旬志　© Junji Shimada
発行人　森　忠順
発行所　株式会社 セルバ出版
〒113-0034
東京都文京区湯島1丁目12番6号 高関ビル5B
☎ 03（5812）1178　FAX 03（5812）1188
http://www.seluba.co.jp/
発　売　株式会社 創英社／三省堂書店
〒101-0051
東京都千代田区神田神保町1丁目1番地
☎ 03（3291）2295　FAX 03（3292）7687

印刷・製本　株式会社 丸井工文社



Printed in JAPAN
ISBN978-4-86367-558-2